# Der Blow Job
# über
# den Wolken

Erotische Erzählung von Hanni Kröger

ISBN-13: 978-1492200123
ISBN-10: 1492200123

# BLOW JOB

Wenn sich eine Frau einem Mann gegenüber dankbar und erkenntlich zeigen will, dann bietet ein gekonnter Blow Job hierzu die beste Möglichkeit.

# INHALT

# Urlaubsträume

Wenn es auf den Sommer zugeht und der Urlaub näher rückt, dann steigt in mir das Reisefieber. In der Stadt werden die Temperaturen dann entweder unerträglich heiß und drückend oder Regen und trübes Wetter fangen an zu nerven. Für mich ist es dann an der Zeit, mit meinen alljährlichen Urlaubsvorbereitungen zu beginnen.

Ich gehe dabei immer nach dem gleichen Schema vor. Mein Reiseziel steht schon im Voraus fest. Ich fliege immer nach Mallorca und dort geht es an den Platja de Palma. Dabei muss mein Hotel so gelegen sein, dass ich den Strand auf der Höhe des Balneario No. 6 in nur wenigen Minuten zu Fuß erreichen kann. In was für einem Betonsilo ich dort lande, ist mir völlig egal. In einigen der schlimmsten Bettenburgen habe ich auch bereits genächtigt. Mich stört das nicht. Ich kann auch in klapprigen Betten gut durchgebumst werden. Schließlich fliege ich nicht nach Mallorca, um dort eine Schlafkur zu machen.

Natürlich gibt es dort auch schöne Hotels, die sich aber leider nicht in der von mir bevorzugten Preisklasse befinden. Ich reise immer mit einer Freundin gemeinsam. Zu zweit hat man da unten einfach mehr Spaß, obwohl das Kennenlernen am Strand für mich auch alleine überhaupt kein Problem ist und immer sehr schnell klappt. Trotzdem kommt es für mich weder in Betracht, mit einem Mann oder alleine dorthin zu reisen. Dafür bin ich mir mit meinen 23 Jahren einfach noch zu jung.

Bei meinen eigentlichen Urlaubsvorbereitungen geht es dann nur noch darum, das wirklich billigste Angebot zu finden. Ich lege keinen Wert auf Luxus oder ein besonderes Ambiente. Mich interessieren auch die Sterne nicht, die sich ein Hotelier an die Tür tackert. Ich esse auch nicht im Hotel und brauche dort noch nicht einmal ein Frühstück. Es muss einfach nur möglichst billig sein!

Mallorca ist meine absolute Lieblingsinsel! Dabei muss ich zugeben, dass ich eigentlich sonst keine andere Insel richtig kenne. Und von Mallorca kenne ich, obwohl ich bereits mehr als ein halbes duzend Mal dort gewesen bin, nur den Flughafen sowie ein paar Kilometer Sandstrand zwischen Palma und S`Arenal.

Dafür kenne ich diese Gegend mit ihren Klubs, Bars und Kneipen aber besonders gut. Dort genieße ich das fantastische Nachtleben, sowie tagsüber den kilometerlangen Sandstrand mit seinen Palmen und dem wunderschönen Mittelmeer. Hier finde ich auf wenigen Quadratkilometern alles, was ich für einen gelungenen Urlaub benötige.

Da mein Reiseziel also schon feststeht, zählt für mich dann wirklich nur noch der Preis! Ich buche das billigste Angebot, das ich aufstöbern kann.

Um das zu finden, durchsuche ich stundenlang während meiner Arbeitszeit die einschlägigen Portale im Internet. Ich lese die Anzeigenblätter und schaue sogar die TV-Sender, die Pauschalreisen verticken, bis tief in die Nacht. Mit dieser Methode bin ich bisher noch immer fündig geworden. Ich buche dann immer vierzehn Tage. Meistens ist mit dem nackten Reisepreis meine Urlaubskasse schon vollständig aufgebraucht und mein Girokonto bis zum Anschlag überzogen. Natürlich habe ich dann kein Geld für Nebenkosten auf der Reise oder so was wie Taschengeld.

Das spielt für mich aber keine Rolle. Für alles, was dann auf Mallorca an Kosten auf mich zukommt, müssen circa 50 Euro reichen. Damit habe ich aber auch bisher niemals ein Problem gehabt.

Ich muss im Urlaub nicht shoppen oder in einem Restaurant essen. Man kann mir weder auf der Strandpromenade eine Schrottimmobilie noch am Strand eine Sonnenbrille andrehen. Wenn ich aus dem Hotel gehe, dann habe ich weder meinen Ausweis noch Geld dabei und bin daher noch nicht einmal für Trickbetrüger oder Taschendiebe interessant. Da mein Konto in Deutschland fast immer tief im Minus ist, nehme ich auch meine EC-Karte nicht mit in den Urlaub. Bei mir ist also wirklich nichts zu holen, und wenn du erst einmal mein Prepaid Handy gesehen hast, dann bekommst du sogar Mitleid mit mir.

Luxus und Geldverschwendung sind während des Urlaubs natürlich nicht drin. Überhaupt bleibt mir fast nichts fürs Essen und Trinken. Darum verbinde ich meinen Mallorca Aufenthalt jeweils mit einer Diät. Ich komme dann nach vierzehn Tagen zwei oder drei Kilo leichter wieder nach Hause. Schließlich fahre ich nicht zum fressen in den Urlaub. Und mit ein paar Kilo weniger und braun gebrannt hat sich der Urlaub dann gleich doppelt gelohnt.

Ich gehe während des Urlaubs noch nicht einmal eine Cola oder einen Kaffee trinken. Für mein »Frühstück« nehme ich mir meinen Tauchsieder und ein Glas löslichen Kaffee von zu Hause mit. Das reicht für einen schönen heißen Kaffee nach dem Aufstehen. Selbst wenn ich es mir finanziell leisten könnte, würde ich mir am Frühstücksbuffet nicht den Magen vollschlagen. Viel essen ist überhaupt nicht mein Ding. Außerdem lege ich großen Wert auf meine tadellose Figur. Dabei bin ich weit davon entfernt, wie ein magersüchtiges Modell zu wirken. Bei mir stimmen die Proportionen.

Ich gehöre aber definitiv nicht in die Gruppe der »All inclusive« Reisenden, die sich im Hotel rund um die Uhr mit Getränken und Essen versorgen. So was interessiert mich nicht.

Im Gepäck habe ich meistens auch noch einige Packungen Haferflocken. Vorort kaufe ich mir dann nur noch etwas Brot und vielleicht auch mal Gemüse. Mehr zum essen benötige ich im Urlaub nicht.

Das mag für den einen oder anderen Leser nicht besonders berauschend klingen. Trotzdem war ich bisher mit meinen Sommerreisen immer sehr zufrieden gewesen. Ich hatte meistens sogar eine tolle Zeit. Ich liebe diese Art Urlaub zu machen und kann mir etwas anderes auch gar nicht leisten. Mallorca ist einfach eine Insel, auf der ich mich wohlfühle und nur darauf kommt es für mich an. Da werden Essen und Shoppen zur Nebensache.

Außerdem hast du dort im Sommer praktisch eine Garantie auf schönes Wetter. Vor allem aber liebe ich diesen feinen Sandstrand, der trotz des beschriebenen Massentourismus, einfach wunderbar ist. Ich kann mir überhaupt keinen schöneren Strand vorstellen. Tagsüber kann ich mich dort stundenlang entspannt in die Sonne legen und das Mittelmeer und die Palmen genießen. Ich weiß natürlich auch, dass viele Menschen über das, was sich am Strand zwischen Palma und S´Arenal abspielt, die Nase rümpfen. Es stimmt auch, dass es auf den Balearen viele schönere Strände und ansprechenderes Ambiente gibt. Das spielte für mich aber bisher keine Rolle. Ich fühlte mich dort wohl.

Heute habe ich dazu eine etwas andere Meinung.

Zwischenzeitlich habe ich auch die Insel ein Stückchen mehr kennengelernt und kann auch alle verstehen, die Mallorca lieben aber den Plantja de Palma meiden. Dass es keine 40 Kilometer vom Plantja de Palma entfernt eine ganz andere Welt gibt, wusste ich vor diesem Urlaub noch nicht.

Mallorca verfügt über circa 560 Kilometer Küstenlinie mit unzähligen kleinen Stränden und verwunschenen Buchten. Von sehr romantisch verspielt bis felsig ist für wirklich jeden etwas dabei.

Trotzdem war ich viele Jahre lang ein absoluter Platja de Palma Fan und bin es auch heute noch.

Mir gefällt dort ganz besonders, dass ich jedes Mal viele Gleichaltrige oder zumindest Gleichgesinnte aus Deutschland treffen und schnell kennenlernen kann. Am Platja de Palma nette Menschen kennenzulernen ist zu jeder Tages- und Nachtzeit überhaupt kein Problem.

Über die Abende und das Nachtleben muss ich wohl wirklich kein Wort verlieren. Besser geht es wohl kaum. Hinzu kommt, dass ich mir abends in Minirock, High Heels und gut geschminkt, wirklich keine Gedanken machen muss, wie ich meine Drinks bezahle.

Ich mache dort jedes Mal vierzehn Tage und Nächte Party, ohne dafür auch nur einen Cent zu bezahlen.

Dabei bin ich weder eine Schnorrerin, noch eine, die für ein paar Drinks die Beine breitmacht und sich ficken lässt. Ich lasse mich auch nicht längst von jedem zu einem Drink einladen. Mehr als drei oder vier Drinks pro Nacht sind bei mir sowieso nicht drin, da Alkohol sich bei mir sehr schnell bemerkbar macht.

Wenn du mich in einer Bar oder einem Klub zu einem Drink einlädst, dann hast du für eine Weile eine nette Gesprächspartnerin oder Begleitung. Meistens gibt's dann noch ein Erinnerungsfoto mit dem Handy. Damit kannst du dann Zuhause ein wenig angeben. Mehr ist für einen Drink aber nicht drin. Bei den Männern, bei denen ich mich dann auf mehr einlasse, ist es mir egal, ob sie mir einen Drink spendieren. Da geht es dann um andere Dinge. Ich stehe auf gepflegte und gut durchtrainierte Kerle. Wenn du dann auch noch etwas im Kopf hast, dann könnte sogar etwas aus uns beiden werden. Ich lerne im Urlaub immer sehr schnell neue Männer kennen und mit einigen von ihnen lande ich auch im Bett. Es ist aber so, dass ich sehr wählerisch bin. Männer, die mir ihren Schwanz reinstecken wollen, müssen schon einiges an Qualitäten mitbringen. Es ist aber auch überhaupt kein Problem hier wirklich gute Typen zu finden.

Dabei geht es den meisten natürlich nicht um das Heiraten oder Gründen einer Familie. Wie ich suchen die meisten Leute hier einfach nur einen heißen Urlaubsflirt und guten Sex. Ich habe eine sehr gute Figur, ein hübsches Gesicht und bin im Urlaub immer sehr sexy zurechtgemacht. Da habe ich schon die Auswahl, wenn ich mich nach einem Kerl umschaue. Guter Sex gehört für mich zum Urlaub zwingend dazu. Und auch in dieser Hinsicht ist Mallorca einfach super, wenn du als junge, gut aussehende Frau mit einer Freundin dort aufschlägst. Überall herrscht Männerüberschuss und ich hatte dort stets eine große Auswahl. Du wirst auch schnell angesprochen, wobei die meisten Typen dabei sogar noch einigermaßen höflich sind und keinen Stress machen, wenn du ihnen einen Korb gibst.

Besoffene Kerle sind für mich natürlich keine Option. Ich hatte auch noch nie etwas mit einem Spanier. Bisher kamen alle meine Urlaubsflirts aus Deutschland. Einige von ihnen waren sogar richtig gute Typen. Trotzdem waren es bisher alles nur Geschichten für den Urlaub. Ich bin auf Mallorca nicht auf der Suche nach einer Beziehung.

Jetzt weißt du in etwa, wie es bei mir im Urlaub so ungefähr abgeht. Dass dieses Jahr alles so ganz anders werden würde, konnte ich damals noch nicht ahnen. Ich möchte aber nicht vorgreifen und werde dir diese Geschichte von Beginn an erzählen. Ich fange einige Tage vor meinem Abflug nach Mallorca an.

# Summer in the City

Dieses Kapitel müsste ich eigentlich »Sommer in der langweiligen Kleinstadt« nennen. Das Nest, in dem ich lebe, hat die Bezeichnung City wirklich nicht verdient. Tiefere Provinz kannst du dir gar nicht vorstellen.

Nach fünf Tagen mit jeweils über 30 Grad im Schatten ist man wirklich hinüber, wenn man tagsüber acht Stunden in einer Apotheke arbeitet und die heißen Nächte in einer kleinen Wohnung mitten in der Stadt verbringen muss. Die Sonne heizte den Betonblock, in dem sich meine Wohnung befand, tagsüber gnadenlos auf. Nachts sanken die Temperaturen dann auch nicht unter 20 Grad, und so war an erholsamen Schlaf nicht zu denken.

Ich war schon völlig gerädert. Da war es ein Lichtblick, dass mein Urlaub kurz bevorstand. Zumindest würde ich dann zwei Wochen meine Ruhe haben und müsste mich nicht von meinem mürrischen Chef und nervigen Kunden drangsalieren lassen.

Auf der anderen Seite war ich mal wieder total pleite und mein Konto bis zum Anschlag überzogen. Ohne Kohle ist dann auch so ein heißer Sommer nicht besonders spannend. Dabei hätte ich mich lieber heute als morgen in einen Flieger gesetzt und wäre in den Süden verschwunden. Wenn es jemand nötig gehabt hat Party auf Malle zu machen, dann war ich das. Das alles schien aber in weiter Ferne zu liegen, weil Bares bei mir einfach knapp war.

Trotz einer leeren Kasse und eines überzogenen Kontos verbrachte ich meine Abende damit, das Internet nach billigen Schnäppchen zu durchforsten. Leider war aber selbst die billigste Reise für mich unerschwinglich gewesen. Mir fehlte eigentlich sogar das Geld, um mit dem Bus ins Freibad zu fahren oder in der City ein Eis essen zu gehen.

Alles in allem waren das keine berauschenden Perspektiven für den vor mir liegenden Urlaub.

Dazu kam dann noch, dass die Beziehung zu meinem (Ex) Freund gerade in die Brüche gegangen war. In dieser Beziehung stimmte schon lange vieles nicht mehr. Ich war daher über das Ende nicht besonders traurig. Trotzdem ging die Sache nicht spurlos an mir vorbei, obwohl ich mit ihm schlussgemacht hatte. Mich wurmte besonders, dass ich jetzt so oft alleine war und Langeweile hatte. Irgendwie fehlte er mir sogar.

Ein echter Lichtblick war da meine gute Freundin Mausi. Sie wohnte im selben Haus und wir besuchten uns gegenseitig fast täglich. Hinzu kam, dass zu Mausis Wohnung ein schöner Balkon gehörte. Dort verbrachten wir viele Stunden oben ohne in der Sonne und hatten gemeinsam unseren Spaß.

Mausis Balkon war von den oberen Etagen der gegenüberliegenden Wohnblöcke bestens einsehbar. Den Männern, die dort wohnten, boten wir beide einiges. Eigentlich hätten wir für unsere Shows sogar Geld verlangen können. Wir lagen stundenlang in der Sonne und trugen dabei nur Tangas. Zwei junge und hübsche Frauen, die sich sexy in der Sonne rekeln, bekommt man schließlich nicht alle Tage zu sehen. Natürlich hatten wir längst bemerkt, dass wir ständig beobachtet wurden. Das störte uns allerdings nicht. Ganz im Gegenteil, wir spielten sogar damit und amüsierten uns dabei köstlich. Natürlich taten wir unschuldig und so, als fühlten wir uns unbeobachtet. Wenn ich auf Frauen stehen würde, dann hätte ich mit Mausi meinen Zuschauern sogar lesbischen Sex geboten. Da ich mir aber Sex mit einer Frau kaum vorstellen kann, wurde daraus nichts. Natürlich wurde auf dem Balkon auch nicht gefickt. Dazu fehlten mir der entsprechende Schwanz und der dazu passende Typ. Ich denke, dass ich auch soweit nicht gegangen wäre. Ich machte mir einfach nur einen Spaß daraus, wenn ich mit den Männern spielte, die uns anglotzten.

Mausi sah das genauso. Noch tabuloser als ich rekelte sie sich liegend auf dem Balkon. Mausi hätte sich aber nicht von ihrem Freund auf dem Balkon ficken lassen. Ganz abgesehen davon, dass ihr Freund da bestimmt auch nicht mitgemacht hätte.

Mausi: »Ich habe kein Problem damit, dass sich die Typen an mir aufgeilen. Von denen lasse ich mir den Spaß auch nicht verderben. Ich habe überhaupt keine Lust auf blasse Titten. Ich will nahtlos braun werden. Ohne oben ohne in die Sonne, geht bei mir gar nicht. Dann ist aber auch Schluss. Ich lass mir von den Spannern nicht in die Fotze gucken. «

Ich war da lockerer. Wenn ich bemerkte, dass ich beobachtet wurde, dann legte ich oftmals noch einen drauf. Es gab einen älteren Mann, der uns häufiger, eigentlich fast immer, beobachtete. Er stand am Fenster einer der gegenüberliegenden Wohnungen. Er gab sich dabei noch nicht einmal Mühe, sich zu verstecken. Er stand einfach nur mit einem Fernglas hinter dem geschlossenen Fenster und schaute uns beim Sonnen zu.

Wenn ich mir einen Spaß mit ihm machen wollte, dann legte ich mich so auf den Balkon, dass er mir gut zwischen meine Beine gucken konnte. Dazu legte ich mich auf den Rücken und spreizte meine Beine bei angehobenen Unterschenkeln. Da ich stets nur einen String Tanga trug und natürlich zwischen den Beinen gut rasiert bin, konnte er meine Muschi bestens sehen.

Ich beobachtete ihn dabei genau. Er zog sich die Hose runter, nahm sich seinen Schwanz in die Hand und wichste ihn kräftig. Dabei schaute er weiter durch das Fernglas. Meistens ging es dann sehr schnell. Ich konnte es regelrecht von seinem Gesicht ablesen, wenn er abspritzte. Anschließend wischte er sich dann noch das Sperma ab und war dann für eine Weile in der Wohnung verschwunden. Der Typ musste im Sommer einen riesigen Verbrauch an Papiertaschentüchern gehabt haben.

Mir machte das nichts aus. Ich amüsierte mich sogar noch darüber. Mir verschaffte das natürlich keine Befriedigung. Trotzdem gönnte ich ihm seinen Hand Job. Überhaupt habe ich nichts gegen Selbstbefriedigung. Mir tat der arme Kerl aber auch leid. Sich stehend, mit dem Fernglas in der Hand, einen zu wichsen ist doch eher unbequem. Da muss bei meinem Anblick in seinem Kopfkino schon einiges gerattert haben. Ich hätte mir an seiner Stelle einen bequemen Sessel ans Fenster gerückt.

Ich habe den Typen sogar mehrfach auf der Straße getroffen. Natürlich haben wir uns weder gegrüßt, noch jemals miteinander ein Wort gewechselt. Das war schon etwas komisch. Dieser Typ hatte mich in seiner Fantasie bestimmt schon oft gefickt, wenn er mich aber auf der Straße sah, dann schaute er weg. Letztlich war es mir aber egal. Er war überhaupt nicht mein Typ. Außerdem wäre es für eine Beziehung eine denkbar schlechte Ausgangslage gewesen, als Wichsvorlage gedient zu haben. Für den Moment war mir das aber alles ziemlich egal. Etwas anderes beschäftigte mich mehr.

Ich hatte überhaupt keine Lust meinen gesamten Urlaub als Wichsvorlage auf dem Balkon zu verbringen. Darum überlegte ich mir, wie ich es vielleicht doch noch schaffen könnte, in den Süden abzuhauen. Ich redete auch öfters mit Mausi darüber. Sie steckte in einer vergleichbaren Situation und hatte ebenfalls weder Kohle noch einen Plan.

Mausi: »Was uns fehlt, sind zwei reiche Typen mit richtig Kohle.«

Hanni: »Ja, aber bitte mit viel Geld. Bei einem reichen Knacker würde ich sogar auf vieles andere verzichten. Hauptsache reich!«

Ich muss an dieser Stelle kurz etwas zu meinem Namen sagen. Ich heiße gar nicht Hanni, sondern habe einen anderen total beschissenen Namen. Die meisten meiner Bekannten nennen mich aber Hanni. Ich komme ursprünglich aus Pasewalk in Mecklenburg-Vorpommern. Meinen richtigen Namen habe ich von meiner total bekloppten Mutter. Wie sie auf diesen Namen gekommen ist, weiß ich nicht. Wahrscheinlich hat sie einfach zu viel in die Glotze geguckt. Eigentlich kann ich sogar sagen, dass ich noch Glück hatte. Wäre ich nämlich ein Junge geworden, dann würde ich jetzt Kevin heißen. Ich habe übrigens noch drei Halbbrüder, eine Halbschwester sowie mindestens vier Stiefväter.

Mausi heißt eigentlich Miriam. Warum sie von der ganzen Welt Mausi genannt wird, kann ich gar nicht sagen. Mit Mausi unterhielt ich mich oft über Männer. Wir standen beide auf den gleichen Typ. Für uns musste ein guter Mann muskulös und groß sein. Außerdem legten wir Wert auf eine gepflegte Erscheinung sowie elegante Kleidung. Im Moment sehnte ich mich aber nach einem Mann an meiner Seite, der die Taschen voller Geld hatte. Dabei habe ich sogar einiges zu bieten. Ich bin jung, habe eine sehr gute Figur und ein hübsches Gesicht. Dazu kann ich mich äußerst sexy zurechtmachen und trage stets tolle Klamotten.

Meine meisten Klamotten sind aber nicht unbedingt teuer oder hochwertig. Viele meiner Sachen waren sogar recht billig. Ich habe aber ein gutes Auge für Mode und zudem den passenden Körper. High Heels und Miniröcke gehen bei mir immer.

Für den Moment half mir das alles aber nicht weiter. Obwohl ich bereits braun gebrannt war und in dem heißen Sommer viel Fleisch zeigte, war ein reicher und spendabler Mann momentan nicht in Sichtweite.

Das mag für dich bestimmt so klingen, als wäre ich geldgeil oder sogar irgendwie käuflich. Dabei schreibe ich hier nur die Wahrheit. Frauen stehen einfach auf Männer mit Geld, auch wenn es nicht jede Frau offen zugibt. Vermögende Männer sind einfach sexy. Da schaut eine Frau schon gerne mal über einiges hinweg.

# Reiche Männer

Bedauerlicherweise sind richtig reiche Männer leider äußerst selten. Einen reichen Typen, der zudem auch noch jung, gut aussehend und nicht völlig degeneriert ist, habe ich noch nie getroffen. Was mir bisher so über den Weg gelaufen ist, waren meistens Blender, die auf dicke Hose machten. Dabei erkenne und durchschaue ich solche Windbeutel in der Regel sofort. Trotzdem bin ich auch schon mehrfach auf derartige Männer reingefallen, habe mich auf ein paar Drinks einladen und anschließend durchficken lassen. Weitergebracht hat mich das aber nicht. Bei den Typen, die ich bisher in Klubs oder Diskotheken aufgerissen hatte, war außer ein paar Drinks und vielleicht einer Einladung zum Essen gehen nicht viel mehr drin gewesen. Dabei habe ich schon bei der Auswahl der Restaurants, in die ich ausgeführt wurde, schnell bemerkt, dass es mit der Kohle bei diesen Typen nicht so glänzend bestellt war.

Solche Typen meinen schon die Größten zu sein, wenn sie dir am Abend eine langstielige rote Rose schenken.

Dass mir ein Mann mal einen richtig teuren Blumenstrauß geschenkt hatte, kam dagegen selten bis nie vor. Von Geschenken, wie schicken Klamotten oder hochwertigem Schmuck möchte ich gar nicht sprechen. Dabei ebnen den Männern teure Geschenke den Weg zum Herzen und zur Muschi einer Frau. Zumindest verhält es sich so bei den meisten Frauen. Die Klubs in denen ich verkehrte waren aber definitiv die falschen Orte, um einen reichen, gut aussehenden und netten Mann zu treffen.

Dabei war ich gar nicht auf der Suche nach einem superreichen Typen. Mein Traumprinz bräuchte weder eine riesige Yacht, noch viele Millionen Euros auf dem Konto zu haben. Ich wäre schon mit viel weniger zufrieden gewesen.

Ich brauchte auch keinen Mann, der mich mit Juwelen und anderen teuren Geschenken ständig überhäufen würde. Was ich suchte, war ein gut situierter Mann, der stets flüssig und zu mir immer spendabel wäre. Für den Moment hätte mir damals einer ausgereicht, der mich auf einen schönen Urlaub unter Palmen eingeladen hätte.

Es war nicht so, dass ich keine reichen Männer gekannt hätte. Durch meinen Job in der Apotheke traf ich vielmehr ständig auf Typen, die augenscheinlich und offensichtlich ziemlich gut bei Kasse waren. Leider waren die aber meistens deutlich älter und bereits langfristig vergeben. Für mich hatte sich bisher daraus noch keine lohnende Bekanntschaft ergeben.

Dabei hätte ich mich natürlich jederzeit auf einen älteren Mann eingelassen. 20 oder sogar 30 Jahre Altersunterschied wären für mich kein Problem gewesen, wenn sonst alles gestimmt hätte. Leider sind gerade solche Männer meistens vergeben.

Dabei sind die meisten von denen bestimmt nicht abgeneigt, sich auf etwas Junges wie mich einzulassen. Viele von ihnen hätten statt ihrer alten meckernden Schachtel bestimmt gerne mal wieder etwas Enges und Junges durchgevögelt. Mit dem einen oder anderen von denen hätte ich mich sogar auf ein Verhältnis eingelassen, wenn meine Wünsche und Vorstellungen dabei auch nicht zur kurz gekommen wären. Bisher hatte ich aber noch nicht einmal das geschafft.

Dabei wurde ich während der Arbeit ständig angeflirtet und von Blicken verschlungen. Bei den richtigen Typen ließ ich zudem durchblicken, dass auch ich nicht abgeneigt gewesen wäre. Bisher verlief das aber alles ohne Erfolg.

In der Gegend, in der ich lebte, lohnte es sich hingegen nicht, nach gut verdienenden Männern Ausschau zu halten. In meinem Haus gehörtest du bereits zur Oberschicht, wenn du regelmäßig zur Arbeit gingst. Das taten nämlich im Gegensatz zu mir hier die meisten Männer nicht. Hinzu kam, dass einige dieser Typen dann auch noch ein Alkoholproblem hatten.

Ich kam zwar mit meinen männlichen Mitbewohnern meistens sehr gut aus. Ich hätte aber von denen keinen Einzigen auf mich raufgelassen oder mich mit einem von denen eingelassen. Die sollten sich feuchte Träume machen, wenn sie mir auf den Arsch glotzten. Mehr war für die nicht drin.

Wenn du jetzt meinst, dass das alles herzlos und maßlos geldgeil klingt, dann kann ich dich gut verstehen. Es ist nur so, dass ich dir gegenüber ehrlich sein möchte. Übrigens denken und handeln die meisten jungen und hübschen Frauen nicht anders, sie sprechen nur nicht so offen darüber wie ich in diesem Buch.

Frauen ziehen sich kurze Röcke und High Heels an, um Männern gegenüber besonders sexy und erotisch zu erscheinen. Bei Männern sind es teure Anzüge und volle Bankkonten, die sie sexy und anziehend machen.

Ich stehe aber nicht nur auf Männer mit Geld. Was ich fast noch mehr schätze, sind gut gebildete Männer. Auf mich machen Männer Eindruck, die gerne mal ein gutes Buch lesen und auch darüber reden. Ich liebe es vor allem, wenn mir Männer aus guten Büchern vorlesen. Wenn es dann auch noch gelungene erotische Geschichten sind, dann gibt es anschließend auch eine heiße Belohnung. Leider sind auch solche Männer rar. Typen, die stundenlang vor der Glotze hocken und Trash gucken oder Ballerspiele zocken, kommen für mich überhaupt nicht ernsthaft in Betracht.

Schon beim ersten Kennenlernen frage ich jedes Mal: »Welches Buch liest du gerade?«

Kommt dann die »richtige« Antwort, dann stehen für ihn die Chancen bei mir gut.

Die Apotheke war aber nicht der einzige Ort, wo ich verschärft nach gut betuchten Männern Ausschau hielt. Natürlich war ich auch im Internet auf der Pirsch.

Ich hatte mich bei diversen Singlebörsen registriert. Nachdem ich dann auch noch mehrere Fotos von mir online gestellt hatte, wurde ich täglich mit Anfragen überschüttet. Unter diesen Anfragen waren auf den ersten Blick sogar einige interessante und vielversprechende Offerten.

Auf den zweiten Blick relativierte sich das aber gewaltig. Was auf den ersten Blick interessant wirkte, entpuppte sich beim genaueren Hinschauen schnell als Lach- oder Luftnummer.

Mit der Zeit wurde ich eine echte Spezialistin für die Partnersuche im Internet. Zusammenfassend kann ich sagen, dass die online Partnersuche und das Chatten im Allgemeinen seine Vorteile und seine Nachteile haben. Wenn du nette Männer kennenlernen möchtest, mit denen du dann deinen Spaß haben willst, dann bist du im Internet in vielen Fällen gut aufgehoben. Solange es unverbindlich bleibt und sich auf das Chatten und Telefonieren beschränkt, kann ich es dir sogar empfehlen. Wenn du dann auch noch jung und sexy bist, dann hast du auch schnell überwältigenden Erfolg und eine wirklich große Auswahl.

Du kannst dabei auch richtig Spaß haben. Es gibt sogar einige Typen, mit denen ich richtig gute Telefongespräche geführt habe. Telefonsex kann eine wirklich gute Sache sein.

Wenn du aber ganz gezielt nach einem ungebundenen, reichen und zudem auch noch attraktiven Mann suchst, dann wird die Luft im Internet schon ziemlich dünn und die Auswahl äußerst mager.

Dabei ist es das Hauptproblem, dass die meisten Männer (und wahrscheinlich auch die meisten Frauen) im Internet lügen, bis sich die Balken biegen.

Das ist nicht nur unangenehm und abstoßend, sondern auch total unlogisch. Ich kann mir nicht vorstellen, dass aus einem Fundament aus Lügen eine Beziehung wachsen kann.

Ich selbst habe auf diesem Gebiet einiges erleben müssen. Ich habe sogar in einer Singlebörse einmal ein Foto von mir mit dem Text »Ich bin jung und sexy und suche einen Millionär« veröffentlicht. Daraufhin haben sich insgesamt 145 Männer innerhalb von 48 Stunden bei mir gemeldet. Darunter war so alles Mögliche, aber nicht ein Mann, den man auch nur annähernd als Millionär bezeichnen konnte. Ich habe mich damals gefragt, warum sich sogar Harz 4 Empfänger bei mir gemeldet haben. Dass für die bei mir nichts zu holen sein würde, hätte ihnen doch eigentlich klar sein müssen. Meine Aufforderung war doch unmissverständlich. Natürlich habe ich damals keinen Millionär gefunden und mein Profil gelöscht. Ich hatte diesen Aufruf sowieso nicht ernst gemeint.

# Meine Nachbarn

Obwohl ich mir schon eine ganze Weile einen solventen und gut gebildeten Mann wünschte, kam ich mit den Typen aus dem Haus sehr gut klar. Wir waren damals eine richtig gute Hausgemeinschaft und hatten auch viel Spaß miteinander. Dabei waren die meisten Männer, die bei mir im Haus wohnten, genau das Gegenteil von dem, was ich von einem Mann für mich erwartete.

Da in dem Haus die Wohnungen klein und die Mieten niedrig waren, wohnten dort viele Singles. Unter den meisten Mietern kam es immer wieder mal zu netten Gesprächen. Bei kleineren Dingen halfen wir uns gegenseitig gerne. Eigentlich wohnte ich gerne in diesem Haus.

Dass ich viel Zeit mit Mausi verbrachte, habe ich dir bereits mitgeteilt. Es gab aber auch noch andere Menschen aus dem Haus, mit denen ich sehr gut auskam.

Eine Etage über mir wohnte Bernd zusammen mit seiner Mutter. Die beiden waren mir sehr sympathisch, obwohl sie schon etwas sonderlich waren und auch irgendwie nicht in das Haus passten. Sie wohnten schon seit Jahrzehnten hier und stammten noch aus der Zeit, als die Gegend hier etwas feiner und noch nicht total heruntergekommen war. Vor 20 oder 30 Jahren war das hier nämlich noch eine bürgerliche Wohnlage mit dementsprechenden Mietern. Heute ist die Gegend hier total heruntergekommen und fest in den Händen von ALG II Empfängern. Offiziell wird das hier nur noch als sozialer Brennpunkt bezeichnet.

Warum Bernd und seine Mutter hier überhaupt noch

lebten und nicht längst weggezogen waren, war mir damals eigentlich völlig unklar. Wohl fühlten die beiden sich hier bestimmt schon lange nicht mehr. Dabei waren sie weder reich noch wohlhabend. Die Mutter lebte von einer kleinen Rente und Bernd selbst war ebenfalls kein Großverdiener.

Und doch hielt die Mutter Bernd für etwas ganz Besonderes und vor allem Besseres. Er arbeitete schon seit vielen Jahren im Finanzministerium des Landes. Damit gehörte er in zweierlei Hinsicht zur Oberschicht in unserem Haus und der gesamten Gegend. Einerseits hatte er überhaupt einen festen Job und andererseits war er sogar Beamter. Im Ministerium war er aber ein kleines Licht, wie er überhaupt nicht der Klügste war. Sein Job bestand darin, mit einem Rollwagen die Gänge im Ministerium auf und ab zu fahren und Post und Dokumente in die Büros zu bringen und abzuholen. Wenn es um Bernds Job ging, dann übertrieb die Mutter ständig maßlos, sodass man meinen konnte, er sei hinter dem Minister einer der wichtigsten Männer in der Landesregierung.

Bernd hingegen berichtete ohne jede Übertreibung und mit einem Augenzwinkern über seine Arbeit im Ministerium: »Meine Arbeit besteht darin, die Briefumschläge zu öffnen, die Dokumente den Mitarbeitern im Ministerium zuzuordnen und dann zu verteilen. Dann rolle ich mit meinem Postwagen durch die Gänge und sammle die Post ein, die verschickt werden soll. Ich kann also von mir behaupten, dass so ziemlich jedes Poststück durch meine Hände geht. Wenn der Minister ein Schriftstück mit »streng vertraulich« kennzeichnet, dann kann es sein, dass nicht einmal ein Staatssekretär den Inhalt erfahren darf. Ich dagegen kann es mir in aller Ruhe und genüsslich auf dem Klo durchlesen. Das nenne ich echten Datenschutz.«

Bernd selbst schien sich wirklich nicht so wichtig zu nehmen und sein Job schien nichts Großes zu sein.

Trotzdem war seine Mutter mächtig stolz auf ihren einzigen Sohn. Bernd selbst war ein Sonderling. Er hatte wenig mit den anderen Typen aus dem Haus gemeinsam und verbrachte auch wenig Zeit mit ihnen. Er war sehr still, schüchtern und zurückhaltend. Er war insgesamt eine unauffällige Person.

Bernd war schon über 40 Jahre alt und wohnte noch mit seiner Mutter zusammen und irgendwie passte das auch zu ihm.

Ich kam ziemlich gut mit ihm aus. Äußerlich war er aber überhaupt nicht mein Typ. Er war klein, gedrungen und etwas dicklich. Dazu hatte er eine Halbglatze und trug ständig eine unbeschreiblich hässliche Brille mit dicken Gläsern. Mir gefiel auch die Art wie er sich kleidete nicht. Ich finde es zwar sehr anziehend und hübsch, wenn Männer Anzüge und Krawatten tragen. Bei Bernd sah das aber immer irgendwie scheiße aus. Seine Anzüge, Hemden und Krawatten waren schon ziemlich in die Jahre gekommen und völlig aus der Mode. Dazu wirkten sie billig und saßen schlecht. Was für mich aber mehr zählte, war, dass er ein freundlicher und höfflicher Nachbar war.

Ich war schon häufig bei den beiden in der Wohnung. Da ich tagsüber arbeitete und nicht zu Hause war, nahm Bernds Mutter für mich meine Pakete an. Fast jedes Mal, wenn ich diese Pakete dann bei ihr abholen wollte, lud sie mich ein, mit ihr einen Kaffee zu trinken. Diese Einladungen nahm ich gerne an. Ich wusste meistens eh nichts mit mir anzufangen und außerdem war ihr Kaffee sehr gut und zudem auch noch kostenlos für mich. Manchmal war Bernd auch dabei und wir unterhielten uns zu dritt. Dabei sprach eigentlich fast immer nur Bernds Mutter und erzählte von früher, als alles so viel besser war.

Dass Bernd total auf mich stand, wusste ich längst. Darauf bildete ich mir aber nichts ein. Einerseits komme ich bei den meisten Männern gut an, andererseits wusste ich, dass Bernd sich so ziemlich an jede Frau in seiner Reichweite heranzumachen versuchte. Auch Mausi hätte ihn jederzeit haben können, aber so wie ich hatte sie keinerlei Interesse an ihm. Überhaupt schien er bei Frauen bisher wenig Glück gehabt zu haben.

In diesem Sommer sollte sich mein Interesse an Bernd aber steigern und wir sollten uns zudem richtig gut kennenlernen. Es gab an ihm nämlich noch eine ganz andere Seite.

Bernds Mutti erzählte aber nicht nur über ihre eigene glorreiche und glamouröse Vergangenheit, sondern mit Vorliebe auch jede Menge Zeug über ihren Liebling Bernd. Das waren dann immer die gleichen Geschichten. Das klang dann ungefähr so:

»Mein Bernd ist ein großartiger Bub. Er arbeitet jetzt schon über 20 Jahre im Ministerium. Bernd kennt sie alle persönlich. Er kennt den Herrn Ministerpräsidenten, die Minister und die Staatssekretäre. Alle halten ganz große Stücke auf ihn. Ohne Bernd wissen die alle gar nicht, wie sie die Post organisieren sollten. Der Bernd ist der Einzige im Ministerium, der sich dort mit allem auskennt. Wenn Bernd im Urlaub ist, dann geht es im Ministerium drunter und drüber. Alle warten schon sehnsüchtig darauf, dass Bernd dann nach dem Urlaub wieder seinen Dienst antritt.«

Dann kramte sie meistens einen abgegriffenen Prospekt

aus und gab ihn mir. Dieser Prospekt stammte von einer Maschine, mit der man Briefe sortieren und frankieren konnte. Völlig entrückt und begeistert zeigte sie mir dann eine von diesen Maschinen und sagte:

»Das ist die Postmaster 5000 TS. Die wurde letztes Jahr vom Ministerium angeschafft und hat über 100.000 Euro gekostet. Damals kam extra ein Techniker aus der Schweiz und hat Bernd und seine Kollegen auf dieser Maschine geschult. Die Postmaster 5000 TS ist die modernste Maschine für die Poststelle, die es gibt. Noch nicht einmal die Staatskanzlei des Herrn Ministerpräsidenten hat so eine moderne Maschine. Bernd kennt sich mit der Maschine sehr gut aus. Immer wenn einer seiner Kollegen ein Problem mit der Bedienung hat, dann wird Bernd gerufen. Ohne Bernd könnten seine Kollegen mit der Maschine nichts anfangen.«

In dieser Tonart konnte sie stundenlang erzählen. Obwohl sie sich oft wiederholte, hörte ich ihr gerne zu. Bernd waren die Erzählungen seiner Mutter hingegen peinlich.

# Muttis Liebling

Dass Bernd und ich in diesem Sommer zusammenfanden, war eher Zufall und ging auf seine Initiative zurück. Dabei hätte ich ihm das niemals zugetraut. Alles fing an diesem heißen Nachmittag kurz vor dem Beginn meines Urlaubs an, den ich aus chronischer und akuter Geldnot zu Hause verbringen müsste. Als ich durchgeschwitzt und abgearbeitet an diesem Tag in meiner Wohnung ankam, fand ich ein Benachrichtigungskärtchen vom Paketzusteller in meinem Briefkasten. So ein Paket ist für mich immer wie ein kleiner Lichtblick. Ich ging daher sofort zur Wohnung von Bernd und seiner Mutter, um es abzuholen.

Bernds Mutter lud mich bei dieser Gelegenheit auch gleich wieder auf einen Kaffee in ihre Wohnung ein. Weil sie immer so freundlich zu mir war, schlug ich diese Einladung nicht aus, sondern folgte ihr ins Wohnzimmer. Bernds Mutter hieß Hannelore, aber anders als Bernd, duzte ich sie nicht. Für mich war sie Frau Schneider. Sie hingegen sprach mit mir ein wenig wie mit einer Tochter und nannte mich immer Fräulein Kröger.

Frau Schneider: »Möchten Sie einen Kaffee oder lieber etwas Kühles trinken?«

Fräulein Kröger: »Ich hätte sehr gerne einen Kaffee. Ihr Kaffee ist immer so wunderbar. «

Wir unterhielten uns eine Weile, in der von mir bereits beschriebenen Art und Weise. Dann kam Bernd vom Dienst und setzte sich gleich zu uns in das Wohnzimmer, nachdem er sich kurz frisch gemacht hatte.

Frau Schneider: » Du hast bestimmt wieder im Dienst viel zu viel Kaffee getrunken. Ich hole dir jetzt ein Wasser.«

Gemeinsam unterhielten wir uns dann noch eine Weile. Bernd erzählte von seinen Urlaubsplänen. Wie immer sollte es auch in diesem Jahr wieder Mallorca sein. Bis vor wenigen Jahren verbrachte Bernd seine Sommerurlaube gemeinsam mit seiner Mutter. Ihr waren aber die Strapazen der Reisen aufgrund ihres fortgeschrittenen Alters zu groß geworden. Darum flog Bernd jetzt immer alleine in die Sonne.

Frau Schneider: »Der Bernd war mit mir schon oft im Urlaub. Früher sind wir gemeinsam nach Italien oder Spanien geflogen. Das waren immer besonders schöne Wochen.«

Sie berichtete dann noch ausführlich von langen Wanderungen, ausgiebigen Museumsbesuchen sowie Besichtigungen historischer Stätten unter gleisender Sonne. Kurzum berichtete sie von Dingen, die ich mir im Urlaub niemals freiwillig antun würde.

Auch wenn ich Bernd für einen ziemlichen Spießer hielt, konnte ich mir nicht vorstellen, dass ihn derartige Urlaubsimpressionen übermäßig begeistert haben. Trotzdem unterbrach er seine Mutter nicht bei ihren Erzählungen und kommentierte sie auch nicht. Er lächelte und schaute vielmehr freundlich und nickte häufig zustimmend.

Mir entging aber auch nicht, dass mir Bernd fast ununterbrochen auf die Titten schaute. Ich trug eine helle Bluse und mein dunkelblauer BH war deutlich zu erkennen. Außerdem klebte die Bluse zu einem Teil an meiner verschwitzten Haut. Berndt musste einfach hinschauen. Mir war das egal. Außer ein wenig meiner Titten gab es für ihn kaum etwas zu sehen. Ich trug zwar einen kurzen Rock und High Heels, da ich aber hinter dem Tisch saß, konnte er das nur erahnen. Ich hätte natürlich einmal die Beine übereinanderschlagen können. Das tat ich aber nicht. Ich war nicht in der Stimmung für eine erotische Showeinlage.

Stattdessen sprach ich Bernd an, als dessen Mutter kurz in die Küche ging, um Getränke zu holen.

Hanni: »Wann soll es denn losgehen? «

Bernd: »Ich fliege am Samstag ab Hamburg. Ich schätze mittags bin ich dann schon am Strand. «

Hanni: » Du weißt gar nicht, wie ich dich beneide.«

Bernd: »Dann komm doch einfach mit.«

Bernd sagte das natürlich im Scherz und doch bemerkte ich, dass er mehr meinte als nur eine Floskel. Dahinter steckte ein Wunsch. Wenn ich zugestimmt hätte, dann hätte er bestimmt nichts dagegen einzuwenden gehabt. Soweit kam es aber nicht. Bernds Mutter kam zurück und sofort wechselte Bernd das Thema. Er wollte wahrscheinlich nicht, dass seine Mutter etwas davon mitbekam.

Dabei war das alles andere als ein Flirt. Wie gesagt war Bernd überhaupt nicht mein Typ. Für mich war das reines Gerede gewesen, das ich natürlich nicht ernst nahm.

Wir redeten dann noch ein paar Minuten und dann ging ich. In meiner Wohnung angekommen befasste ich mich mit meinem Paket. In dem Paket steckten High Heels, die ich im Internet für einen Euro zuzüglich 5,90 Euro Versandkosten ersteigert hatte. So was mache ich öfters und dabei hatte ich auch schon einige Male richtig Pech gehabt. Dieses Mal hatte ich Glück. Die Schuhe waren zwar schon etwas abgetragen, sonst aber ein echter Volltreffer. Das waren Hingucker mit zehn Zentimeter Absatz. Geiler geht es kaum! Dieser Kauf versüßte mir den Abend.

Es verging dann keine halbe Stunde, bis es an der Tür klingelte. Weil es in der Wohnung mörderisch heiß war, trug ich nur ein knappes T-Shirt sowie einen String-Tanga. Dazu war ich noch schnell in meine neuen High Heels geschlüpft. Da ich niemanden mehr an diesem Abend erwartete, ging ich davon aus, dass mir Mausi einen Spontanbesuch abstatten wollte. Halb nackt in High Heels öffnete ich die Wohnungstür. Da war das Erstaunen meinerseits groß, als Bernd vor mir stand. Er sah mich an und ich spürte seine Verlegenheit. Auch er hatte wohl nicht mit dem gerechnet, was er jetzt erblickte. Ihm fehlten die Worte. Ich versuchte sofort die für beide Seiten etwas peinliche Situation zu entspannen.

Hanni: »Oh, bitte warte einen kleinen Moment. Ich bin sofort wieder da.«

Ich ließ die Wohnungstür offen und ging rasch ein paar Schritte zurück in die Wohnung,

Nun ist meine Wohnung mit ihren 33 Quadratmetern nicht gerade weitläufig und darum musste ich insgesamt keine vier Schritte tun, um im Bad zu stehen. Ich zog mir rasch ein rotes Kleid über den Kopf. Bei diesem Kleid handelte es sich eigentlich mehr um ein T-Shirt. Für den Moment erfüllte es aber seinen Zweck. So bekleidet ging ich wieder zur Tür. Freundlich lächelnd stand ich jetzt Bernd gegenüber. Da bemerkte ich, dass ich noch meine ersteigerten High Heels trug. Außerdem war das » Kleid« so knapp, dass mir Bernd auch weiterhin bequem bis zur meiner Muschi glotzen konnte, was er auch unentwegt tat. Das war für Bernd bestimmt eine Überdosis Sex, mit der er nicht gerechnet hatte. Ich fühlte mich dabei überhaupt nicht wohl.

# Ein unmoralisches Angebot

Ich wusste nicht, was Bernd überhaupt von mir wollte und da er nach wie vor kein Wort herausbrachte, sprach ich ihn einfach an.

Hanni: »Was kann ich für dich tun?«

Ich spürte, dass Bernd etwas auf dem Herzen hatte. Ihm fehlten aber die Worte.

Hanni: »Komm doch kurz in die Wohnung.«

Ich trat zur Seite und bat ihn freundlich in meine Wohnung. Weil ich ständig knapp bei Kasse bin, ist meine Wohnung natürlich nur sehr spärlich ausgestattet. Da ich aber ein ordentlicher Mensch bin, ist es mir trotzdem jederzeit möglich Besuch zu empfangen. Meine Wohnung macht immer einen sauberen und aufgeräumten Eindruck. Darauf lege ich großen Wert.

Wir gingen gemeinsam durch den kleinen Flur in mein Wohnzimmer, das mir auch als Schlafzimmer diente. Ich deutete auf einen Sessel, der gegenüber dem Sofa stand.

Hanni: »Setze dich doch bitte einen Moment. Was kann ich für dich tun?«

Bernd bedankte sich schüchtern und setzte sich auf den Sessel. Ich nahm auf dem Sofa Platz. Einen Moment lang schaute er verlegen auf den Fußboden vor sich und brachte immer noch keine Silbe heraus.

Hanni: »Also?«

Bernd: » Du bist mir noch eine Antwort schuldig.«

Ich überlegte, worauf Bernd hinaus wollte. Mir fiel aber nichts ein.

Hanni: »Ich weiß nicht, worauf du hinaus willst. Was für eine Antwort bin ich dir schuldig?«

Bernd: »Ich habe dir doch angeboten mit nach Mallorca zu kommen.«

Ich war ziemlich verwundert, konnte mich aber an sein Angebot erinnern. Ich hatte es aber nur als Scherz aufgefasst. Jetzt wurde mir aber klar, dass Bernd es irgendwie doch zu einem Teil ernst gemeint hatte.

Hanni: »Nein. Das war zwar nett gemeint, kommt aber leider überhaupt nicht in Betracht. «

Bernd: »Warum nicht? Du hast doch gesagt, dass du urlaubsreif bist. Außerdem hast du doch auch ab Montag Urlaub.«

Hanni: »Das stimmt alles. Ich hätte einen sonnigen Urlaub am Meer mehr als nötig. Es ist nur so, dass ich total pleite bin. Ich habe noch nicht einmal genug Geld, um mit dem Bus an den Strand zu fahren und mir dort einen Strandkorb für einen Tag zu mieten. An eine Reise nach Mallorca ist da schon überhaupt nicht zu denken. Ich werde mich wohl damit begnügen, meinen Sessel ans Fenster zu stellen, die Sonne anzubeten und kaltes Wasser zu trinken. Große Sprünge sind dieses Jahr bei mir nicht drin.«

Bernd: »Ich habe einen Vorschlag für dich. Was wäre, wenn ich dich einladen würde? Komm doch einfach auf meine Kosten mit nach Mallorca.«

Ich überlegte einen Moment lang. Dabei stand meine Entscheidung sofort fest.

Hanni: »Nein. Das kommt überhaupt nicht infrage. Wir sind nur Nachbarn. Ich kann mich nicht von dir einladen lassen. Du kannst mir mal einen Kaffee ausgeben aber eine Reise spendieren ist völlig ausgeschlossen.«

Bernd: »Ich habe natürlich damit gerechnet, dass du ablehnst.«

Hanni: »Dann ist ja gut.«

Ich empfand Bernds Angebot als Frechheit und war bereits aufgestanden, um ihm zu zeigen, dass er die Wohnung verlassen sollte.

Hanni: »Ich glaube, dass es besser wäre, wenn du jetzt gehst.«

Bernd war auch bereits aufgestanden.

Bernd: »Darf ich es dir bitte kurz erklären. Es war nicht so gemeint, wie du es wahrscheinlich verstanden hast. In keinem Fall wollte ich dir zu nahe treten.«

Ich hielt einen Moment inne und überlegte. Eigentlich war es kindisch von mir gewesen, die Empörte zu spielen. Warum hatte ich mich eigentlich so über Bernd geärgert? Was hatte ich nur mal wieder für schmutzige Gedanken. Schon die Höflichkeit gebot es, mir Bernds Offerte anzuhören. Ich wusste noch nicht einmal, was dahinter steckte.

Sicherlich war es von ihm nicht so gemeint gewesen, dass er mich mit in den Urlaub nehmen würde und ich ihm dann täglich einen zu blasen hätte.

Oder vielleicht doch?

Bernd schaute mich erwartungsvoll an. Wir er da so stand, tat er mir sogar leid. Ich hatte aber ein Problem mit ihm. Das fing schon damit an, dass er überhaupt nicht mein Typ war. Die Art, wie er sich kleidete, seine schreckliche Halbglatze und sein gesamter Auftritt wirkten äußerst unattraktiv auf mich. So ein Typ hatte überhaupt keine Chance bei mir. Einen Mann wie Bernd würde ich unter keinen Umständen auf mich rauflassen. Schon die bisherigen Unterhaltungen mit ihm waren für mich langweilig und manchmal sogar unangenehm gewesen.

Hinzu kam die Art, wie mich Bernd immer anguckte. Ich hatte dabei immer den Eindruck gemustert und angeglotzt zu werden. Völlig schamlos schaute er mir immer auf meine Titten, den Arsch oder meine Oberschenkel. Das tat er aber nicht nur bei mir so. Mausi empfand das genauso.

Andererseits kannte ich Bernd überhaupt nicht. Vielleicht hatte ich auch einfach zu viel in sein Angebot hereininterpretiert. Vielleicht war alles ganz harmlos und er wollte mir wirklich nur eine Freude machen.

Bei mir geht bei solchen Dingen immer viel zu schnell meine Fantasie mit mir durch. Ich sah mich schon mit Bernd in einem billigen Touristenhotel am Ballermann. Als Gegenleistung für sein 599 Euro Ticket hätte ich ihm dann zwei Wochen lang täglich einen blasen müssen. Dazu hätte er mich auch noch regelmäßig bumsen dürfen. Wahrscheinlich hätte er als Gegenleistung bereits erwartet, dass ich ihm jetzt an Ort und Stelle einen runterhole. So wie ich jetzt gerade angezogen war, hätte ich das sogar verstehen können. In meinen High Heels, dem knappen Kleid und meinem verschwitzten Körper musste ich auf ihn gewirkt haben, wie eine willige und notgeile Schlampe.

Wie gesagt, das war aber nur meine Fantasie.

Ich wischte meine Bedenken und Vorurteile jetzt aber zur Seite und sprach Bernd freundlich an. Natürlich kam es auch jetzt für mich nicht in Betracht, Bernds Angebot anzunehmen. Ich wollte aber höfflich absagen und ihn nicht verletzten.

Hanni: »Komm, wir setzen uns wieder. Es mag sein, dass ich etwas überreagiert habe, aber das musst du verstehen. Dein Angebot klang für mich so merkwürdig. Ich gehe arbeiten und kann schon ganz gut für mich selbst sorgen.

Ich habe es nicht nötig, mich von einem Nachbarn in den Urlaub einladen zu lassen.«

Wir setzten uns wieder und ich konnte in Bernds Augen Erleichterung und Dankbarkeit lesen.

Die Situation war jetzt entspannter und ich war bereit mir Bernds Angebot etwas genauer anzuhören. Natürlich war ich jetzt auch neugierig und wollte unbedingt wissen, was dahinter steckte.

Hanni: »Dann erzähle mir bitte, wie du dir das vorgestellt hast.«

Bernd war immer noch sehr angespannt und fixierte mich genau. In seinem Blick erkannte ich, dass er ziemlich verunsichert und bis zum Äußersten gespannt war.

Bernd: »Du musst mir wirklich glauben, dass ich keine abwegigen Hintergedanken bei meinem Angebot habe. Ich weiß natürlich auch, dass du es gar nicht nötig hast, dich von mir einladen zu lassen. Du verdienst dein Geld und du bist eine selbstständige und unabhängige Frau. Außerdem ist mir klar, dass ich überhaupt keine Chancen bei dir habe. Bei dir stehen die Männer doch Schlange und so ein Mann wie ich, hat bei einer Frau wie du eine bist überhaupt keine Chance. Wenn es den Paketboten und meine Mutter nicht geben würde, dann hätte ich noch nicht einmal die Chance mit dir ein Gespräch zu führen. Wahrscheinlich würden wir uns dann noch nicht einmal grüßen. «

Bernd hielt einen Moment inne. Er nahm seine Brille ab und wischte sich mit der Hand durch sein Gesicht. Er schaute traurig und sah aus wie ein großer, verlegener Junge. Er tat mir richtig leid. Ich war über die Wendung, die das Gespräch genommen hatte, überrascht. Jetzt war ich diejenige, der die Worte fehlten.

Auch Bernd schien noch zu überlegen und sich die

Worte zurechtzurücken. Dann redete er weiter.

Bernd: »Ich kann dich sogar gut verstehen. Ich will mir jetzt auch nicht deine Zuneigung irgendwie erkaufen. Ich weiß, dass das natürlich bei einer Frau wie dir niemals ginge, selbst wenn ich es wollte. Ich habe mir einfach nur Folgendes gedacht. Ich fliege für zwei Wochen nach Mallorca. Da ich keine Frau oder Freundin habe, muss ich alleine in den Urlaub fliegen. Das heißt dann aber auch, dass ich den hohen Einzelzimmerzuschlag bezahlen muss. Da hatte ich die Idee, dich einzuladen. Ich spendiere dir die Reise. Insgesamt wird es für mich dadurch kaum teurer, weil ich den Einzelzimmerzuschlag dann nicht mehr bezahlen muss. Wir müssen uns dann zwar ein Zimmer teilen, das heißt aber nicht, dass wir uns ein Bett teilen werden. Ich werde so umbuchen, dass wir ein Zimmer mit getrennten Betten bekommen. Du musst dir auch wirklich keine Sorgen oder Gedanken machen. Bei mir wirst du sicher sein und ich werde dich weder bedrängen noch belästigen. Ich schwöre dir, dass du von mir nichts zu befürchten hast. Notfalls schlafe ich sogar auf einer Couch, Luftmatratze oder direkt auf dem Boden. Du hast in jedem Fall ein Bett für dich alleine.«

Ich weiß natürlich nicht, ob Bernds Berechnungen mit dem Einzelzimmerzuschlag stimmten. Ich konnte die Einzelheiten nicht nachvollziehen. Trotzdem erschien mir sein Angebot jetzt nicht mehr so völlig abwegig. Ich konnte mir sogar vorstellen, mich darauf einzulassen. Ich schaute Bernd an und überlegte einen Moment. Bernd saß mir nervös gegenüber und erwartete meine Antwort gespannt, wie das Urteil eines Richters.

Hanni: »Ich finde es sehr nett von dir, dass du dabei an mich gedacht hast. Ich weiß aber nicht, ob ich dein Angebot annehmen kann.«

In Bernds Augen konnte ich jetzt neben Erwartung auch etwas Enttäuschung erkennen.

Bernd: »Warum denn nicht? Vertraust du mir nicht? Du musst mir wirklich glauben, dass ich von dir keine Gegenleistung erwarte. Dass du mich begleitest, ist schon Freude und Ehre für mich genug. Bitte glaube mir, dass ich mich benehmen werde, wie ein Gentleman. Ich bin wirklich kein Unhold.«

Hanni: »Das weiß ich doch. Ich habe auch deinetwegen keine Bedenken. Es ist aber leider so, dass ich im Moment total abgebrannt bin. Ich hätte noch nicht einmal einen Fünfziger Taschengeld für die Reise. Im Moment sieht es bei mir wirklich finster aus.«

Bernd schien erleichtert und ich erkannte ein freudiges Glänzen in seinen Augen.

Bernd: »Das ist wirklich überhaupt kein Problem. Ich buche für dich Vollpension im Hotel. Außerdem kannst du dir im Hotel und dem Restaurant bestellen, was du möchtest. Du musst es einfach nur auf das Zimmer buchen lassen. Ich zahle die Rechnung.

Ich verspreche dir ein Rundumpaket ohne Wenn und Aber. Du bist mein Gast und ich erwarte wirklich keine Gegenleistung. Wenn du mit mir die Zeit dort nicht gemeinsam verbringen möchtest, dann kann ich das auch verstehen. Ich werde dich auch in dieser Hinsicht nicht bedrängen. Du kannst deine Zeit auf Mallorca verbringen, wie du es möchtest. Dort werde ich dir nicht hinterherlaufen oder deinen Schatten spielen. Wenn du dann noch etwas Geld brauchst, dann kann ich es dir einfach leihen. Gib es mir zurück, wenn du wieder flüssig bist.«

Das klang jetzt alles schon viel besser. In meiner Situation klang das sogar fast zu gut, um wahr zu sein. Obwohl es alles so verlockend erschien, konnte ich aber irgendwie nicht sofort zusagen. Meine »innere Stimme« hielt mich zurück und war irgendwie noch nicht überzeugt.

Ich hatte einfach nach wie vor meine Probleme mit Bernd als Person und Mann. Dabei war er mir nicht unsympathisch. Es war schlicht so, dass er mich als Mann nicht interessierte. Andererseits kannte ich ihn auch überhaupt nicht und jetzt hier während unseres kurzen Gespräches wurde er mir langsam sogar sympathisch. Irgendwie kam er mir schon längst nicht mehr vor, wie ein perverser Spanner, als den Mausi und ich ihn bisher gesehen hatten. Da ich mit einer Antwort zögerte, legte Bernd nach. Er hatte auch bereits mitbekommen, dass ich seiner Offerte nicht mehr grundsätzlich ablehnend gegenüberstand.

Bernd: »Du musst auch keine Bedenken haben, dass der Urlaub todlangweilig sein wird. Die Geschichten, die meine Mutter erzählt, sind schon lange Vergangenheit. Diese Museumsbesuche und historischen Stätten haben mich auch nie interessiert. Ich bin da eigentlich nur mitgekommen, um ihr einen Gefallen zu tun. Aber wie gesagt, du kannst auf Mallorca sowieso machen, wonach dir der Sinn steht.«

Hanni: »Das finde ich alles sehr nett von dir. Du musst mich aber auch verstehen. Wie sieht das denn aus? Irgendwie klingt das schon fast wie Mitleid. Ich tue mich da wirklich schwer.«

Bernd: »Ich kann das alles sehr gut nachvollziehen. Das hat aber alles weder damit zu tun, dass ich irgendetwas von dir erwarte, noch mache ich das aus Mitleid. Es ist so, dass ich es einfach leid bin, als Single auf Reisen zu gehen. Ich wünsche mir einfach nur eine nette Reisebegleitung und erwarte wirklich nichts. Mit Mitleid hat das auch nichts zu tun. Ich habe dir das doch mit dem Einzelzimmerzuschlag erklärt. An diesem Angebot ist wirklich kein Harken. Ich biete dir einfach nur zwei schöne Wochen Urlaub. Mir reicht es, wenn du dich freust.«

# Ja ich will!

Ich musste wieder einen langen Moment überlegen und schaute Bernd ernst an. Er wirkte gespannt und jetzt äußerst hoffnungsvoll. Dann erlöste ich ihn von seiner starken inneren Anspannung.

Hanni: »Also Bernd, wenn das wirklich alles so gemeint ist, wie du es sagst, dann bin ich dabei.«

Es hätte nicht viel gefehlt und Bernd wäre aufgesprungen und vor Freude explodiert. Er hielt sich aber zurück und sammelte sich.

Bernd: »Du wirst es nicht bereuen. Das werden zwei fantastische Wochen. Gleich Morgen, noch vor Dienstbeginn, gehe ich zum Reisebüro und buche die Reise entsprechend um.«

Hanni: »Ok mach das. So wie du das sagst, klingt es aber, als wäre das Ganze noch gar nicht sicher. Was ist, wenn eine Umbuchung nicht mehr möglich ist?«

Bernd, der jetzt spürbar gelöster war, guckte mich schelmisch an.

Bernd: »Du kennst mich wirklich noch nicht. Ich gehe Morgen in das Reisebüro und komme mit zwei Tickets wieder raus. Auf einem dieser Tickets wird dein Name stehen. Du brauchst dir darüber keine Gedanken zu machen. Pack einfach deinen Koffer. Am Samstag geht's zum Flughafen nach Hamburg und mittags sitzt du schon im Restaurant unter Palmen und blickst auf das Mittelmeer.«

Wir unterhielten uns noch eine viertel Stunde locker miteinander. Bernd ging dann nach Hause.

Bernd: »Ich komme Morgen mit den Reiseunterlagen zu

dir. Dann können wir auch die Einzelheiten besprechen.«

Ich ließ mir alles am Abend noch einmal durch den Kopf gehen und schlief erst spät in der Nacht ein. Das war schon irgendwie eine verrückte und total unglaubliche Geschichte, auf die ich mich da eingelassen hatte. Auf der anderen Seite hatte ich wirklich nichts zu verlieren. Vor Bernd hatte ich keine Angst. Ich würde mir schon zu helfen wissen. Andererseits schien der schon innerlich von mir abgeschriebene Urlaub jetzt in greifbare Nähe gerückt. Schon bald würde ich auf Mallorca sein und am Strand liegen. Nur das zählte für mich. Endlich weg von hier!

Bernd kam dann auch am nächsten Tag und gab mir die Reiseunterlagen. Das alles sah schon auf den ersten Blick sehr gut aus. Was er gebucht hatte, war mehr als eine normale Pauschalreise nach Malle. Das waren 14 Tage in einem Fünfsternehotel in eine Suite mit Blick auf das Mittelmeer. Er schien an wirklich nichts gespart zu haben.

Ich blätterte die Unterlagen an diesem Abend immer wieder durch. Hier stimmte einfach alles. Bernd musste dafür richtig viel Geld hingeblättert haben. Egal was das für eine Reise werden würde, dass dieses die teuerste und luxuriöseste Tour meines bisherigen Lebens werden würde, stand bereits jetzt fest.

Bis tief in die Nacht packte ich meinen Koffer. Dabei achtete ich darauf, möglichst meine besten und schicksten Klamotten einzupacken. Am Ende war ich dann mit meiner Auswahl sehr zufrieden. Meine neuen High Heels packte ich natürlich mit ein.

Vorher ging ich aber noch schnell zu Mausi, um ihr das Wichtigste im Telegrammstil zu erzählen.

Da wir dazu etwas tranken, waren meine Kommentare nicht mehr so ernst gemeint:

»Also wenn ich in vierzehn Tagen nicht zurück bin, dann kümmere dich darum. Vielleicht habe ich mich dann doch in Bernd getäuscht und er ist nicht so harmlos, wie ich es mir dachte. Vielleicht hat er mich dann ja schon um die Ecke gebracht oder in den Orient verschachert.«

Mausi schaute sich die Reiseunterlagen an und kam aus dem Staunen nicht heraus.

Mausi: »Das Hotel kenne ich sogar. Ich war natürlich noch nicht dort gewesen. Ich habe aber davon gehört und sogar mal etwas im Fernsehen von dem Hotel gesehen. Das ist eine total schicke Bude. Bernd muss dafür aber ziemlich viel ausgegeben haben. Das soll man doch gar nicht glauben. Also für vierzehn Tage in diesem Hotel hätte ich einiges mit ihm angestellt. Und dann eure Suite. Da möchte ich auch gerne meine Nächte verbringen. Von mir aus kann er mich anschließend auch um die Ecke bringen. Nach so einem Urlaub wäre mir das egal.«

Das meinte Mausi natürlich ebenfalls nicht ernst. Sie wirkte auch nicht etwa neidisch. Sie war einfach total erstaunt. Wir plauderten dann noch ein wenig und gingen anschließend zusammen ins Bad.

Mausi hatte nach der Schule eine Ausbildung zur Friseurin begonnen und leider abgebrochen. Trotzdem beherrschte sie das Handwerk bestens und hatte in ihrer kleinen Wohnung sogar einen festen Kundenkreis, zu dem ich auch gehörte. Bei mir drückt sie sogar ein Auge zu, wenn meine Haare es nötig haben und mein Konto mal wieder leer ist. Auch an diesem späten Abend nahm ich ihre Dienste in Anspruch. Wie vor jedem Flug nach Mallorca ließ ich mir von ihr die Haare hellblond färben. Dabei ist es nicht so, dass ich es unbedingt nötig gehabt hätte. Meine Haare sind zwar nicht so hell, haben aber von Natur aus einen angenehmen dunkelblonden Farbton.

Für Mallorca wollte ich mir die Farbe aber deutlich aufhellen lassen. Gerade wenn meine Haut schön gebräunt ist, dann kommt das irgendwie viel besser. Außerdem fährst du als Frau hellblond auf Mallorca in jeder Situation besser.

Am Samstagmorgen klingelte Bernd dann zur verabredeten Zeit. Ich war schon reisefertig und gemeinsam mit Bernd ging ich aus dem Haus. Mein Koffer war ziemlich schwer, aber natürlich trug Bernd meinen Koffer und übergab ihn vor dem Haus dem Taxifahrer.

Vor der Tür wartete auch Bernds Mutter. Ich weiß nicht, was Bernd ihr erzählt hatte. In jedem Fall begrüßte sie mich sehr freundlich. Es blieb aber bei einer kurzen Verabschiedung. Bernd drängte auf eine rasche Abfahrt. Bernds Mutter drückte dann dem Taxifahrer zehn Euro in die Hand und sagte zu ihm: »Bringen Sie die beiden bitte zum Busbahnhof. Fahren Sie direkt zur Haltestelle D4. Von dort fährt der Zubringerbus zum Flughafen nach Hamburg. Bitte helfen Sie den beiden auch beim Gepäck.«

Taxifahrer: »Da haben wir noch reichlich Zeit. Der Bus fährt erst in einer halben Stunde. Ich brauche keine fünf Minuten bis dorthin. Ich werde die beiden direkt bis zum Bus bringen.«

Wir stiegen in das Taxi und der Fahrer fuhr los. Bernds Mutter stellte sich noch auf die Straße und winkte uns hinterher. Bernd, der hinten im Taxi neben mir saß, gab sich redliche Mühe ihr Winken zu erwidern. Dann bog das Taxi in die Hauptstraße, die zum Busbahnhof führte, ab. Bernds Mutter war jetzt nicht mehr zu sehen und Bernd drehte sich wieder nach vorne und hörte mit dem Winken auf.

Bernd: »So, jetzt kann der Urlaub beginnen.«

Dann beugte sich Bernd ein Stück nach vorne und sprach den Taxifahrer an.

Bernd: »Kleine Richtungsänderung. Fahren Sie uns bitte zum Flughafen nach Hamburg.«

Der Taxifahrer drehte sich überrascht zu uns um.

Taxifahrer: »Da reichen aber zehn Euro nicht aus.«

Bernd: »Betrachten Sie die zehn Euro als eine Anzahlung auf ihr Trinkgeld.«

Taxifahrer: »Sie wissen aber, dass das über 100 Kilometer sind und das die Fahrt nicht ganz billig wird.«

Bernd: »Das ist mir bekannt und Sie wissen bestimmt, dass Sie sich noch ein gutes Trinkgeld dazu verdienen können, wenn Sie uns sicher und bequem zum Flughafen bringen. «

Taxifahrer: »Ich fahre Sie natürlich sicher und bequem. Wohin soll ihre Reise denn gehen?«

Bernd: »Sie wissen bestimmt, dass das Trinkgeld noch üppiger ausfallen wird, wenn Sie sich voll und ganz auf das Fahren konzentrieren und uns nicht weiter stören.«

Der Taxifahrer schaute etwas verwundert.

Taxifahrer: »Selbstverständlich.«

Der Taxifahrer fuhr dann in Richtung Autobahn. Bernd drehte sich dann zu mir.

Bernd: »Ich hoffe, du hast Verständnis für die kleine Routenänderung, aber mir steht der Sinn nicht nach einer langen Busfahrt. Das Taxi ist doch bequemer.«

Hanni: »Bequemer ja, aber auch viel teurer.«

Bernd: »Teurer? Da hast du natürlich recht. Vergleich den Fahrpreis aber einmal mit den Kosten eines Flugzeugträgers. Dann erscheint der Betrag lächerlich gering.«

Ich grinste nur und erwiderte hierzu nichts. Ich schaute aus dem Fenster und ließ mir alles noch einmal durch den Kopf gehen. Bernd fühlte sich offensichtlich sehr wohl. Er saß bequem und hatte ein dezentes Lächeln im Gesicht.

Bisher verlief die Reise noch viel besser, als ich es mir vorgestellt hatte. Obwohl wir erst eine knappe halbe Stunde im Taxi saßen und mit mäßiger Geschwindigkeit auf der Autobahn fuhren. Ich war vor allem positiv überrascht von Bernd. Die Art, wie er sich benahm und wie er mit dem Taxifahrer redete, hätte ich ihm gar nicht zugetraut.

Zwar wirkte Bernd von seiner Kleidung und seiner gesamten äußerlichen Erscheinung unverändert, wie er sich aber benahm, gefiel mir sehr gut. Er wirkte selbstbewusst, souverän und geradezu generös. Das waren Eigenschaften, die ich bei Männern sehr schätze.

Was mir überhaupt nicht gefiel, waren seine beschissenen Klamotten und seine fürchterliche Frisur. Bernd litt unter starkem Haarausfall und hatte bereits eine Halbglatze. Die restlichen Haare waren in einer geradezu abstoßenden Art über die kahlen Teile gekämmt. Das ging alles überhaupt nicht. Der Taxifahrer verschonte uns mit seinem Geschwätz und brachte uns in seinem gut klimatisierten Fahrzeug äußerst bequem zum Flughafen. Natürlich waren wir viel zu früh da. Bernd gab dem Fahrer den Fahrpreis und dazu ein fettes Trinkgeld. Der Fahrer bedankte sich überschwänglich und fast ein wenig unterwürfig. Er öffnete uns die Türen und machte dabei sogar eine angedeutete Verbeugung. Bernd sprach ihn sehr trocken an: »Das Gepäck bringen Sie bitte zu einem Gepäckwagen.« Der Fahrer erledigte es wunschgemäß und verabschiedete sich dann.

# Airport Shopping

Wir gingen direkt zu den Schaltern der Fluggesellschaft. Vorbei an den Schlangen vor den vielen anderen Schaltern gingen wir direkt zu einem leeren Schalter, an dem wir freundlich begrüßt wurden.

Bernd gab den Ton an und die Richtung vor. Ich folgte ihm nur schweigend. Bernd legte die Flugscheine auf den Tresen und nahm das Gepäck vom Wagen. Dann schaute er sich kurz um und sagte mir dann: »Das ist einer der Vorteile, wenn man Linie und erste Klasse fliegt.«

Wir hatten in wenigen Minuten eingecheckt. Die Dame hinter dem Tresen erklärte uns noch, wo sich die Wartelounge für die erste Klasse befand. Bernd lächelte freundlich und sagte ihr: »Vielen Dank, ich kenne den Weg.«

Wir hatten noch eine Weile Zeit bis zum Abflug und ich hatte eine gute Idee. Wir gingen mit unseren Bordkarten zurück in die Haupthalle des Flughafens.

Hanni: »Bernd, darf ich mal ganz offen zu dir sein?«

Bernd schaute mich erstaunt und fragend an.

Bernd: »Natürlich darfst du das. Ich hoffe sogar, dass du immer ganz offen zu mir bist. Habe ich etwas falsch gemacht?«

Hanni: »Nein. Du machst alles richtig. Du machst sogar alles mehr als richtig. Du verstehst es wirklich, vor einer Frau Eindruck zu machen. Ich bin total begeistert. Ich weiß gar nicht was ich noch sagen soll. Als wir am Schalter der ersten Klasse standen, dachte ich, dass ich träumen würde. Und dann die Fahrt mit dem Taxi. Mal ganz ehrlich, ich habe schon Urlaubstrips hinter mir, die waren insgesamt billiger als diese Taxifahrt zum Flughafen. Ich weiß gar nicht, ob ich das alles annehmen kann.«

Bernd: »Für dich ist das Beste gerade gut genug.«

Hanni: »Und deine Komplimente machen mich sprachlos und sogar verlegen.«

Bernd: »Gut, aber wo bleibt dein Aber?«

Hanni: »Mein Aber?«

Bernd: »Du sagtest doch, dass es etwas gäbe, was du unbedingt loswerden wolltest. Oder war es das schon?«

Hanni: »Ach so. Nein, ich habe tatsächlich etwas auf dem Herzen.«

Bernd: »Na dann.«

Hanni: »Sei mir jetzt nicht böse und höre mich an. Also, und das ist nicht meine Meinung, sondern eine objektive Tatsache, aber deine Frisur ist total bekloppt! Mit dieser Frisur kannst du einfach nicht in den Urlaub fliegen.«

Bernd schaute mich sehr verwundert an.

Bernd: »Wirklich?«

Hanni: »Das ist überhaupt keine Frage. Schlechter geht es nun wirklich kaum. Den Friseur sollte man seinen Laden sofort dichtmachen. «

Bernd: »Meine Mutter schneidet mir immer die Haare.«

Ich schaute Bernd fragend an.

Hanni: »Das erklärt einiges.«

Ich griff mir Bernd am Oberarm und zog ihn hinter mir her. Ich wunderte mich selber über meine Offenheit und Bernd war auch noch völlig übertölpelt, ließ sich aber widerstandslos von mir hinterherziehen. Mit Bernd im Schlepptau steuerte ich einen Friseursalon an. Drinnen war nur wenig Betrieb.

Der Laden machte auf mich aber einen guten Eindruck.

Hanni: »So Bernd, jetzt wird sich mal ein echter Profi deiner Haarpracht annehmen. Lässt du mir freie Hand?«

Bernd: »Ja, dann leg mal los. Viel kann man wahrscheinlich sowieso nicht mehr falsch machen. «

Ich drehte mich kurz zu Bernd.

Hanni: »Eben!«

Dann schaute ich mich im Salon um und erblickte einen Mitarbeiter, der auch gleich auf uns zukam. Ich kam ihm auf halben Weg entgegen und sprach ihn an.

Hanni: »Wir haben nicht viel Zeit.«

Friseur: »Das sind wir gewöhnt. Kommen Sie bitte mit und setzen Sie sich hier auf diesen Stuhl.«

Wir folgten ihm durch den kleinen Salon. Bernd setzte sich und der Friseur legte Bernd einen Kittel um.

Friseur: »Sollen wir die Haare vorher waschen?«

Ich schaute den Friseur an.

Hanni: »Waschen? Was wollen Sie denn da noch waschen. Die traurigen Reste sollen ab! Da ist doch nichts mehr zu retten. Eine Glatze wird viel besser und vor allem männlicher aussehen. Holen Sie mal ihren Rasierer. «

Bernds Schlucken war laut und deutlich zu vernehmen. Er sagte aber nichts. Der Friseur schaute sich die »Frisur« kurz an und griff mit seinen Fingern durch Bernds Haare.

Friseur: »Eigentlich kann ich ihnen nur zustimmen.«

Dann ging alles ganz schnell. Nach ein paar Minuten war Bernd kahl und am Kopf frisch rasiert. Das Ergebnis war genau wie ich es erwartet hatte. Ich musste mich ein bisschen an seine neue »Frisur« gewöhnen und war dann aber total zufrieden.

Bernd schaute sich eine ganze Weile nachdenklich im Spiegel an, während der Friseur und ich gespannt auf eine

Reaktion von ihm warteten. Dann sagte er endlich: »Du hattest wirklich recht. Ich sehe zwar immer noch nicht aus wie ein griechischer Gott, aber ich gefalle mir schon viel besser. Man kann eben aus einem Esel kein Rennpferd machen. Trotzdem gefällt es mir sehr gut. Das hätte ich eigentlich schon längst machen sollen. Vielen Dank euch beiden.«

Der Friseur guckte glücklich und auch ich war sehr erleichtert. Der Friseur nahm Bernd den Umhang ab und befreite Bernds Nacken mit einer Bürste von den letzten Haaren. Er war ebenfalls sichtlich zufrieden.

Ich stand hinter Bernd und lächelte ihm durch den Spiegel zu.

Hanni: »So Bernd, jetzt geht es weiter. Wer A sagt, muss auch B sagen.«

Bernd: »Und was kommt jetzt?«

Ich drehte mich zu dem Friseur und sprach ihn direkt an.

Hanni: »Sie sind ein Mann, der viel von Mode versteht. Sagen Sie mal ganz ehrlich, welche Note würden Sie den Klamotten dieses jungen Herren geben?«

Der Friseur war erstaunt und schaute Bernd musternd an. Man sah ihm seine Verlegenheit an.

Friseur: »Wie soll ich das sagen? Ihr Partner hat einen sehr eigenen und besonderen Geschmack.«

Hanni: »Und welche Note geben Sie dem Hemd, der Hose und dieser wunderbaren Jacke?«

Friseur: »Sie bringen mich in echte Verlegenheit. Ich weiß nicht, wie ich es sagen soll.«

Hanni: »Würden Sie solche Sachen tragen?«

Wie aus der Pistole und ohne lange nachzudenken, sagte der Friseur laut und fast ein bisschen empört: »Nein!«

Hanni: »Was würden Sie denn mit dem Zeug machen.«

Der Friseur schaute etwas verlegen und grübelnd. Er zögerte kurz und sagte dann:

»Also ehrlich, und auch wenn ich jetzt mein Trinkgeld riskiere, solche Klamotten würde ich noch nicht einmal der Altkleidersammlung geben. In dem Zeug würde ich mich sogar an den Bedürftigen damit versündigen. Das ist eindeutig ein Fall für die Müllverbrennung.«

Hanni: »Bernd, du hast ihn gehört. Lass uns keine Zeit verlieren.«

Ich gab ihm einen sanften Hieb auf die Schulter und ging schon mal vor zur Kasse. Bernd kam schleunigst hinterher und bezahlte. Wie ich es von Bernd mittlerweile erwartet hatte, bekam der Friseur ein fettes Trinkgeld.

Wir waren beide dann schon wieder aus dem Salon heraus in der Flughafenhalle, als der Friseur hinterherkam und uns atemlos ansprach: ».Schwarz. Ihnen steht Schwarz«

Ich schaute erst Bernd und dann den Friseur an.

Hanni: »Stimmt, wir brauchen etwas in Schwarz.«

Im Flughafen fanden wir schnell das richtige Geschäft und eine kompetente und nette Verkäuferin. Gemeinsam mit ihr kleidete ich Bernd völlig neu ein. Er selbst ließ uns gewähren und meldete sich nur einmal kurz, als ich ihm folgende Frage stellte: »Gibt es ein Kostenlimit oder gilt die Flugzeugträgerregelung? «

Bernd: »Flugzeugträger passt.«

Der Einkauf ging schnell über die Bühne. Am Ende stand Bernd in einem schwarzen T-Shirt, einer dunkelgrauen Hose, schwarzen Schuhen, einem teuren Gürtel und einem sehr edlen Sakko vor dem Spiegel und betrachtete sich minutenlang.

Bernd: »Unfassbar. Ich erkenne mich kaum wieder.«

Ich war mit dem Ergebnis ebenfalls sehr zufrieden. Vor

dem Geschäft stand noch der Friseur und beobachtete die ganze Szene. Er guckte mich dabei immer wieder zustimmend, zufrieden und begeistert an.

Das war tatsächlich eine gelungene Aktion. Bernd war kaum noch wiederzuerkennen. Vor dem Spiegel stand ein völlig anderer Mann. Ich bat die Verkäuferin Bernds alte Klamotten zu entsorgen, was sie gerne für uns tat.

Seine neuen Klamotten sahen nicht nur klasse aus, sie passten auch sehr gut und gaben seiner nicht so optimalen Figur damit einen positiven Akzent. Er wirkte jetzt nicht mehr so klein und gedrungen.

Wir kauften in dem Laden noch ein strahlend weißes Oberhemd, einige Paar schwarze Socken, Boxershorts aus Seide sowie eine weitere dunkle Hose.

Bernd: »Sollten wir nicht auch noch etwas Sommerliches für heiße Tage einpacken. Ich meine beispielsweise eine kurze Hose. «

Ich schaute Bernd ernst und kritisch an.

Hanni: »Also kurze Hosen, Hawaiihemden, weiße Tennissocken und dazu Sandalen kannst du total vergessen. Solches Zeug steht dir überhaupt nicht. Hast du von dem Krempel noch was im Koffer?

Bernd: »Ja.«

Hanni: »Dann erinnere mich bitte in Palma daran, dass wir das alles entsorgen. Ich will im Urlaub an meiner Seite einen Mann haben und keine Witzfigur in kurzen Hosen.«

Bernd bezahlte die Klamotten noch und dann begaben wir uns in den Wartebereich der ersten Klasse. Viel Zeit hatten wir jetzt nicht mehr. Bernd verschwand dann für einige Minuten. Wahrscheinlich musste er noch schnell seine Mutter anrufen.

Der Friseur und die neuen Klamotten waren nicht gerade billig gewesen. Schließlich waren wir auf einem Flughafen. Trotzdem hatte es sich für Bernd wirklich gelohnt. Ich war ihm eine wirklich gute Einkaufsberaterin gewesen.

# In der Fünf Sterne Lounge

Ich setzte mich zwischenzeitlich in einen der bequemen Sessel im Wartebereich. Dabei ist die Bezeichnung Wartebereich kaum zutreffend. Passender wäre in diesem Fall die Bezeichnung Lounge. Wenn du einmal in so einer Lounge gesessen hast, dann wird dir erst klar, was du dir antuest, wenn du einen Billigflug gebucht hast. Leider haben normale Touristen keinen Zutritt zu so einer Lounge. Da brauchst du schon ein gültiges Ticket der ersten Klasse.

Ich bin schon öfter mal vom Flughafen Lübeck mit einem Billigflieger geflogen. Hier in dieser Lounge wurde mir klar, was für ein totaler Schrott diese Billigflughäfen sind. Irgendwo habe ich dann mal gelesen, dass diese Flughäfen auch noch mit vielen Millionen Euro vom Staat finanziert werden müssen. Das ist eigentlich ein Skandal. Man sollte diesen Löchern den Geldhahn zudrehen!

Für reiche Menschen, die ständig in der ersten Klasse durch die Welt fliegen, mag eine derartige Lounge am Flughafen etwas ganz Normales sein. Für mich war diese Lounge eine völlig neue Welt. Soviel Luxus und Eleganz waren mir bisher nicht bekannt gewesen. Ich wusste damals noch nicht einmal, dass es solche »Klubs« in Flughäfen gab. Für das »normale« Volk waren sie weder betretbar noch einzusehen.

Ich saß dort, ließ mir ein kleines Frühstück mit einem wunderbaren Cappuccino servieren und strahlte über beide Backen. Ich fühlte mich wie ein Star aus dem Fernsehen.

Das Personal war elegant gekleidet und äußerst zuvorkommend und freundlich.

In der Lounge saßen außer mir sonst nur noch Herren. Die meisten von ihnen waren sehr gut gekleidet und verhielten sich vornehm zurückhaltend. Kam es zu einem

Blickkontakt, dann reagierten sie freundlich und sehr sympathisch. Ich hatte den Eindruck bei allen dort sehr gut anzukommen. Dabei wunderte mich das überhaupt nicht. Ich bin nun mal jung und hübsch und war zudem an diesem Tag sehr elegant und feminin gekleidet. Ich trug meine neuen High Heels und gewann langsam den Eindruck, dass sie mir bisher sehr viel Glück gebracht hatten. Dann kam Bernd. So wie er jetzt gekleidet war, passte er gut hier her. Er wirkte elegant und souverän. Zudem hatte er einen erfreuten, fast glücklichen sowie selbstbewussten Blick. Sein gesamter Auftritt strahlte Klasse und Souveränität aus. Wenn man ihn so in dieser Lounge sah, dann konnte man ihn für einen Topmanager oder Bankdirektor halten. Von dem geschmacklos gekleideten Büroboten mit der Halbglatze war nicht viel übrig geblieben. In seinen neuen Klamotten und mit der neuen »Frisur« konnte man sich wirklich mit ihm sehen lassen.

Es stimmt tatsächlich: Kleider machen Leute!

Was noch störte, war die Brille. Um dieses hässliche Ungetüm würde ich mich aber auch noch kümmern.

Bernd ließ sich einen doppelten Espresso und ein Glas kaltes Wasser kommen. Er hatte sich in den, mir gegenüberstehenden Sessel gesetzt. Dabei hatte er gekonnt den obersten Knopf seines neuen Sakkos geöffnet. Er saß nun dort und strahlte mich an. Dunkle Farben standen ihm gut.

Bernd fühlte sich deutlich spürbar wohl. Gegenüber den anderen Männern hatte er keine Minderwertigkeitsgefühle. Das Gegenteil war der Fall. Er genoss es, mich an seiner Seite zu haben, und registrierte die fast beneidenden Blicke.

Bernd: »Du musst mir jetzt etwas versprechen.«

Ich war irritiert. So wie Bernd sprach, klang es ernst und bedeutungsvoll. Ich konnte mir aber nicht vorstellen, worum es ihm ging.

Hanni: »Und was soll ich dir bitte versprechen?«

Bernd hatte sich etwas zu mir nach vorne gebeugt und redete sehr leise.

Bernd: »Ich habe ein kleines Geschenk für dich. Das werde ich dir gleich geben. Du wirst es annehmen und auf keinen Fall zurückweisen. Ich sage es dir ausdrücklich. Nimm das Geschenk an und mache mir bitte keine Szene. Das ist für mich eine Herzenssache. Du hast schon so viel für mich getan. Ich möchte jetzt auch etwas für dich tun. Versprichst du mir das?«

Hanni: »Ja. Du musst dir aber wirklich keine Sorgen machen. Ich freue mich über jedes Geschenk.«

Als ich das sagte, wusste ich noch nicht genau, was mich erwartete. Dann nahm Bernd eine große, flache Schachtel aus einer Tüte. Es war eine rote Schachtel mit goldfarbiger Verzierung. Er öffnete sie und reichte sie herüber.

In diesem Moment blieb mein Herz stehen und ich war kurz davor laut aufzuschreien. In jedem Fall verfiel ich in eine Schockstarre und hatte weit aufgerissene Augen. Ich konnte es gar nicht fassen. Auf dunklem Samt lag dort eine strahlende Perlenkette. Ich war sprachlos!

Ich erkannte diese Kette sofort wieder. Vor einigen Minuten hatte ich sie im Schaufenster eines Juweliers liegen sehen. Ich hatte sie mir nur kurz angeschaut und mit Bernd nicht über sie gesprochen. Er muss das Glänzen in meinen Augen registriert haben. Anders konnte ich mir dieses Geschenk nicht erklären.

Nun verhielt es sich mit dieser Kette so, dass man ihr den hohen Wert und den enormen Preis sofort ansehen konnte. Das war aber gar nicht das, was mir die Sprache verschlug. Was mich tatsächlich umhaute, war die Tatsache, dass ich mir eine solche Kette schon immer gewünscht hatte. Diese Halskette war ein Traum. Was mich völlig erstaunte war, dass Bernd mir ausgerechnet eine derartige Perlenkette schenkte. Er konnte nicht wissen, dass ich mir eine solche Kette schon immer gewünscht hatte. Ich hatte noch mit niemandem über eine solche Kette gesprochen. Sie war bisher für mich ein unausgesprochener Wunsch gewesen. Dieser eine Blick auf diese Kette, als sie im Schaufenster lag, musste ihm meinen Traum »verraten« haben. Für mich war das die eigentliche Überraschung. Was war Bernd doch für ein aufmerksamer Mann. So was hätte ich ihm niemals zugetraut. Über den Preis der Kette möchte ich gar kein Wort verlieren.

Jetzt lag genau diese Kette auf dunklem Samt vor mir.

Bernd: »Darf ich sie dir umlegen?«

Ich schaute Bernd mit weit aufgerissenen Augen an. Ich konnte meine übergroße Freude nicht verbergen. Bernd lächelte ebenfalls und schaute glücklich und zufrieden. Ihm war klar, dass er gerade einen Volltreffer gelandet hatte.

Hanni: »Ich bin völlig sprachlos. Was für eine wunderbare Kette. Was für einzigartige Perlen.«

Mir war natürlich klar, dass ich ein derartiges Geschenk eigentlich nicht annehmen konnte.

Ich streichelte die Perlen sanft und ganz vorsichtig mit den Fingerspitzen meiner rechten Hand. Sie nur anzufassen war bereits ein unbeschreibliches Gefühl. Ich hätte auf der Stelle vor Glück anfangen können zu heulen. Ich beugte mich ein kleines Stück nach vorne zu Bernd herüber und hauchte: »Das ist das schönste Schmuckstück, das ich je gesehen habe.«

Bernd wollte die Kette aus der Schachtel nehmen und sie mir anlegen. Ich wies ihn aber zurück und drückte seine Hand nach unten, sodass er die Kette auf dem Samt liegen ließ. Ganz leise flüsterte ich: »Das geht so einfach nicht.«

Bernd schaute mich etwas enttäuscht an.

Bernd: »Du hast es mir versprochen.«

Hanni: »Ja und ich werde mich auch an mein Versprechen halten. Ich bin gar nicht stark genug dieses Geschenk nicht anzunehmen.«

Bernd: »Gut. Was ist es dann?«

Hanni: »Ich kann diese Kette einfach nicht mit diesem Top tragen. Das geht einfach nicht.«

Bernd schaute sich mein Top genau an. Es war ein eigentlich sehr hübsches und geschmackvolles Top. Es wirkte in seinem strahlenden Rot sehr sommerlich und passte bestens zu mir. Es saß gut und bot auch keinen zu weiten Ausschnitt. Man sah diesem Stück Stoff nicht an, dass ich es für fünf Euro geschossen hatte. Bernd verstand meinen Einwand nicht.

Bernd: »Was hast du für ein Problem mit deinem Top? Es steht dir doch sehr gut und sieht toll aus.«

Hanni: »Ja finde ich auch. Es ist aber unmöglich diese Kette mit meinem Top zu tragen. Das würde ich nicht schaffen. Meinst du ich habe noch eine Chance an meinen Koffer zu kommen?«

Bernd: »Nein. Der Koffer ist bestimmt schon im Flieger oder zumindest auf dem direkten Weg dorthin. Selbst wenn ich der Bundespräsident wäre, würde ich deinen Koffer da nicht mehr herausbekommen. Wenn ich dich richtig verstehe, dann fehlt dir nur das passende Top?«

Hanni: »Ja«

Bernd packte die Schachtel mit der Kette wieder in die Einkaufstüte des Juweliers und stand auf.

Bernd: »Dann lass uns keine Zeit verlieren. Ein passendes Top sollte hier im Flughafen für dich schnell gefunden sein.«

Er wartete meine Antwort nicht ab, sondern drängte mich zu einem schnellen Aufbruch.

Bernd: »Wir sollten uns aber trotzdem etwas beeilen. Soviel Zeit haben wir nämlich auch nicht mehr.«

Im Eilschritt ging es zurück zur Ladenzeile des Flughafens. Die passende Boutique war schnell gefunden. Dort entdeckte ich auch einen Pullover, wie ich ihn mir passend zur Perlenkette vorstellte. Ganz gegen meine Gewohnheit schaute ich nicht auf den Preis, sondern nahm mir den Pullover und ging mit ihm in die Umkleidekabine. Ich zog den grauen Vorhang der Umkleidekabine zu. Dabei ließ ich aber mit Absicht einen relativ breiten Spalt offen, sodass mich Bernd, der vor der Kabine stehen geblieben war, gut sehen konnte. Ich zog mir das Top über den Kopf und tat dabei, als fühlte ich mich völlig unbeobachtet. Dabei wusste ich, dass Bernd mich im Spiegel und auch direkt von allen Seiten sehr genau beobachten konnte und das auch tat.

Ich ließ ihn gewähren. Ich denke, dass er sich diese kleine Showeinlage von mir mehr als verdient hatte. Darum gab ich mir auch alle Mühe. Meine Bewegungen waren langsam und sehr erotisch. Ich beugte mich mit meinem Oberkörper weit nach vorne und bewegte dazu die Hüften.

Ich gefiel mir sehr. Ich war schon ziemlich braun und mein weißer BH mit verspielten Spitzen bot einen erotischen Kontrast. Schließlich schlüpfte ich in meinen neuen Pulli.

Der Pullover war aus dunkelblauer, sehr dünner Kaschmirwolle. In seiner Schlichtheit war er äußerst elegant und dazu sehr hoch geschlossen. Er lag dicht an und ließ meinen Busen gut zur Geltung kommen. Obwohl sich die Wolle angenehm an meine nackte Haut schmiegte, war er natürlich nicht die optimale Bekleidung für die hochsommerlichen Temperaturen. Für die Balearen im Juli war er völlig unpassend. Trotzdem war ich hellauf begeistert und behielt ihn auch gleich an.

Auch Bernd war entzückt. Er bezahlte den Pullover und wir gingen gemeinsam aus dem Geschäft. Direkt vor dem Laden legte er mir noch die Perlenkette um den Hals. Ich bewunderte mich in dem Spiegel eines Fast Food Restaurants und war völlig begeistert. Ich freute mich wie ein kleines Kind und fühlte mich wie die reichste Frau auf der ganzen Welt. Diese Kette würde ich nicht mehr ablegen!

Dann fing Bernd an zu drängeln, denn wir hatten nicht mehr so viel Zeit. Wir mussten noch kurz durch die Sicherheitskontrolle und betraten dann gemeinsam die erste Klasse des Fliegers nach Palma de Mallorca.

Auf dem gesamten Weg schaffte ich es einfach nicht, diese wunderbare Kette loszulassen. Ich musste ständig mit meinen Fingern über die Perlen streichen. Bernd registrierte meine Freude an der Kette und lächelte zufrieden. Ich wollte diese Kette einfach nicht mehr loslassen.

Die anderen Fluggäste und die Stewardessen müssen mich für total bekloppt gehalten haben. Ich stieg im Hochsommer in einem mitternachtsblauen Wollpullover in das Flugzeug, fasste dabei andauernd meine Kette an und grinste verzückt.

# In der erste Klasse durch die Luft

Es war nicht so, dass ich noch nie geflogen wäre. Tatsächlich flog ich praktisch jedes Jahr mit dem Flieger in den Süden. Allerdings buchte ich immer billige Pauschalreisen und dementsprechend sahen auch die Flieger aus. Für mich ging es dann meistens in der Touristenklasse ab Lübeck dicht gedrängt in die Luft. Damit war ich bisher nicht unzufrieden gewesen. Einerseits kannte ich es nicht anders und andererseits kam es mir nur darauf an, schnell in den Süden zu entkommen.

An diesem Flug war wirklich alles anders. Ich war vorher noch nie in der ersten Klasse eines Flugzeuges gewesen. Das Ambiente und die Atmosphäre dort hauten mich um. Ich war wirklich sprachlos, als uns eine freundliche Stewardess zu unseren Sitzen führte. Und was waren das für Sitze. Jeder dieser dunkelgrauen Sitze war wuchtiger als meine Zweiercouch zu Hause.

Erste Klasse fliegen ist wirklich das Größte. Hier war alles edel und luxuriös. Sogar die Stewardessen waren freundlicher zu den Fluggästen. Ich fühlte mich bereits wie im siebten Himmel, als das Flugzeug langsam zur Startbahn rollte. Dann nahm das Flugzeug Anlauf und hob ab. Nach wenigen Minuten hatten wir die Flughöhe erreicht und flogen unter der hell leuchtenden Sonne südwärts.

Wir redeten die ganze Zeit im Flugzeug bisher nur sehr wenig. Ich war irgendwie noch damit beschäftigt alles zu verarbeiten. Bernd wirkte sehr entspannt und zufrieden. Besser hätte der Start in den Urlaub nicht verlaufen können. Alles war perfekt.

Die Stewardess bot uns dann verschiedene Gerichte zum essen an, obwohl die planmäßige Flugzeit keine drei Stunden betrug. Bei den Billigfliegern bekommst du höchstens mal einen Schokoriegel angeboten, den du dann natürlich auch noch völlig überteuert bezahlen musst. Das hier war eine ganz andere Welt.

Ich esse grundsätzlich nicht gerne im Flugzeug und lehnte dankend ab, obwohl die Auswahl fantastisch war. Obwohl Bernd bestimmt Hunger hatte, schloss er sich mir an und bestellte stattdessen für uns beide Champagner, der dann auch sofort gut gekühlt serviert wurde.

Ich kann nicht sagen, dass mir Champagner besonders gut schmeckt. Das spielte aber auch keine Rolle. Gemeinsam tranken wir unsere Gläser aus und Bernd orderte gleich nach. Nach zwei Gläsern spürte ich bereits wie mir der Alkohol zu Kopfe stieg.

Wir waren jetzt ungefähr eine Stunde in der Luft. Ich hatte einen kleinen Rausch und schaute mir Bernd immer wieder genau an.

Bernd sah wirklich sehr verändert aus und hatte auf mich auch eine ganz andere Wirkung. Trotzdem war er nach wie vor nicht mein Traummann. Er war ziemlich klein und stark untersetzt. Dazu trug er diese fürchterliche Brille und hatte einen sehr blassen und ungesunden Teint. Trotzdem hatte er mich heute sehr beeindruckt. Ich nahm meine neue Kette immer wieder zwischen die Finger und schaute sie verzückt an. Diese Kette war für mich wie ein Traum, der in Erfüllung gegangen war.

Da Bernd es irgendwie nicht schaffte mit mir zu reden, fing ich einfach mal an.

Hanni: »Die Wartezeit im Flughafen ist für dich ganz schön teuer geworden.«

Bernd schaute mich an und überlegte einen Moment.

Bernd: »Ja.«

Hanni: »Ich kenne deine finanziellen Verhältnisse nicht, aber ich hoffe, dass du das alles auch verkraften kannst.«

Bernd: »Ja.

Nicht ganz ernst gemeint und mit einem Lächeln sagte ich ihm: »Wenn du darauf spekulierst, dass ich die Kette wieder herausrücken werde, dann muss ich dich enttäuschen. Für diese Kette würde ich morden.«

Bernd schaute mich einen Augenblick lang an und betrachtete dann die Kette.

Bernd: »Das wird nicht nötig sein. Die Perlen werden das sanfte Kissen, auf dem sie gerade so majestätisch ruhen, auch nicht mehr verlassen wollen. Das kann ich bestens verstehen. Sie befinden sich auf dem schönsten Platz, den diese Welt zu bieten hat. Ich bin auf jede einzelne dieser Perlen unglaublich neidisch. Und ich meine nicht den Pullover.«

Ich lächelte Bernd an und rekelte ein wenig meinen Oberkörper. Dabei bewegte sich mein Busen verführerisch dicht vor Bernds Gesicht. Er bestaunte meine kleine Einlage wortlos.

Ich legte es jetzt darauf an Bernd zu gefallen. Es muss am Alkohol und meinen Glücksgefühlen gelegen haben, dass ich mich irgendwie bei Bernd erkenntlich zeigen wollte. Ich bin mir sicher, dass Bernd das genau spürte und dass er genau dieses beabsichtigt hatte.

Hanni Kröger

# Über den Wolken im siebten Himmel

Wenn sich eine Frau einem Mann gegenüber dankbar und erkenntlich zeigen will, dann bietet ein gekonnter Blow Job hierzu die beste Möglichkeit. Mit dieser Auffassung stehe ich nicht alleine. Eigentlich wissen das alle Frauen und eigentlich wünschen sich (fast) alle Männer einmal im Mund ihrer »Traumfrau« abzuspritzen. Trotzdem ist dieses Thema auch heute noch bei vielen Paaren ein Tabu. Warum eigentlich? Ich finde, dass ein Blow Job häufig besser sein kann, als eine Eheberatung bei einem teuren Therapeuten.

Natürlich ist aber nicht jeder Blow Job ein unbeschreiblich erotisches Erlebnis. Einiges solltest du schon wissen und beherrschen. An einem guten Blow Job sind nicht nur deine Lippen und deine Zunge beteiligt. Damit der Mann wirklich genussvoll abspritzen kann, müssen noch ganz andere Dinge zum Einsatz kommen. Der Blow Job findet nicht nur in deinem Mund, sondern vor allem im Kopf des Mannes statt und dazu braucht es mehr als lecken, lutschen und saugen.

In den folgenden Kapiteln werde ich versuchen, dir einen richtig gelungenen Blow Job detailliert zu schildern. Gerne werde ich dir meine besten Tipps verraten. Wenn es um Blow Jobs geht, dann bin ich eine echte Expertin.

Soweit sind wir jetzt aber noch nicht. Im Moment sitze ich noch züchtig neben Bernd im Flieger.

Die Sitze in der ersten Klasse des Fliegers waren eigentlich für Sex bestens geeignet. Alles war weich, groß und sehr bequem. Auf diesem Leder hätte ich mich von dem richtigen Mann problemlos durchficken lassen. Hier war sogar Platz für einen Dreier.

Mit Bernd kam das hier natürlich nicht in Betracht. Einerseits schlichen ständig die Stewardessen an uns freundlich lächelnd vorbei und andererseits hätte das zu einem ernsthaften Zwischenfall im Luftverkehr führen können. Ganz nebenbei war Bernd auch nicht der Mann, den ich ohne Weiteres auf mich raufgelassen hätte.

Nach ein paar Minuten, die wir schweigend nebeneinandersaßen, stand Bernd auf und ging in Richtung der Toilette. Ich folgte ihm, ohne dass er es bemerkte. Als er in die Toilette ging und gerade die Tür verschließen wollte, hielt ich dagegen. Bernd schaute mich erstaunt an.

Ich weiß nicht, ob wir beobachtet wurden. Es war mir auch völlig egal. Ich hatte schon öfters in einer Toilette während eines Fluges gefickt. Ich bin mir auch sicher, dass das nicht unbemerkt geblieben war. Mich hat aber noch niemand darauf angesprochen.

Ich habe höchstens mal ein paar verwunderte Blicke geerntet. Mit Bernd zusammen in der Toilette zu verschwinden war also nichts Neues und überhaupt kein Problem für mich.

Natürlich dachte ich nicht daran, mich von Bernd auf diesem Klo durchficken zu lassen. Das ging schon nicht, weil ich keine Kondome dabei hatte. Egal was Bernd mir schon alles spendiert hatte, so blond war ich nun wirklich nicht, dass ich mich von Bernd vollspritzen lassen würde.

Ich dachte eher daran ihm einen zu blasen. Irgendwie wollte ich ihm meine Dankbarkeit zeigen. Einen Blow Job hatte er sich jetzt wirklich verdient. Außerdem musste der arme Kerl schon total geil geworden sein, nachdem was ich ihm heute schon zugemutet hatte. Jetzt war Zeit für ihn etwas Druck abzulassen. Ich war bereit.

Außerdem hatte ich für den Moment keine andere Idee Bernd meine Dankbarkeit zu zeigen. Einen Blow Job von mir zu bekommen musste für ihn mehr sein, als er erwarten würde. Wenn er mir dann noch seinen Schwanz über den Wolken in den Mund stecken darf, dann wird er wirklich im siebten Himmel sein.

Bernd hatte damit aber wohl nicht gerechnet. Er schaute mich fast entgeistert an. So was hatte er bestimmt noch nie erlebt. Wir standen uns am Eingang der Toilette gegenüber. Ich flüsterte, während ich ihn in die Kabine drängte.

Hanni: »Lass mich mal mit rein.«

Bernd schaute mich immer noch entgeistert an, ließ mich aber gewähren. Ich ging zu ihm hinein und verschloss hinter uns beiden die Tür. Ich denke nicht, dass er bereits begriff, was ich mit ihm vorhatte.

Sogar die Toiletten der ersten Klasse sind eine Welt für sich. Wie ich es dir bereits gebeichtet habe, war Sex in Flugzeugtoiletten für mich nichts Neues. Damit meinte ich aber diese Minikabinen der Holzklasse. Das hier war etwas ganz anderes. Diese Toilette war größer als das Bad in meiner Wohnung und dazu edel und luxuriös ausgestattet.

Das alles hier war viel zu schade, um dort nur auf Toilette zu gehen. Dieser Raum war eine Einladung für guten Sex über den Wolken.

Bernd hatte wohl noch nicht geschnallt, worum es mir ging. Er schaute entgeistert und etwas verwirrt. Ich hielt ihm einen meiner Finger an seine Lippen.

Hanni: »So jetzt bist du mal ganz leise. Es muss ja nicht unbedingt jeder mitbekommen, was wir hier machen.«

Bernd nickte mit dem Kopf.

Hanni: »Hose runter!«

# Die richtige Stellung

Während Bernd noch entgeistert guckte, machte ich mich bereits an seinem Gürtel zu schaffen. Eigentlich hätte ich ihn jetzt noch fragen können, ob er Kondome dabei hätte. Ich ließ es aber bleiben. Ich ging davon aus, dass es nicht der Fall wäre. Jemand wie Bernd steckte sich vor Reisebeginn keine Gummis für unterwegs ein.

Bernd zog sich dann die Hose nach unten.

Bernd: »Soll ich die Hose ausziehen?«

Ich hatte mich schon dicht vor ihn gehockt und schaute nach oben. Wie beim Ficken spielt auch bei einem Blow Job die Stellung eine wichtige Rolle. Ich hatte Bernd so dirigiert, dass ich mich bequem vor ihn hocken konnte. Beim Blow Job gehe ich nur auf die Knie, wenn der Mann vor mir sitzt oder liegt, wie zum Beispiel in oder vor einem Bett. Hier war das nicht möglich. Bernd sollte stehen bleiben. Darum zog ich meinen Rock so weit wie möglich hoch und hockte mich vor ihn. Dabei musste ich auf meinen High Heels etwas balancieren, da der Boden leicht schwankte. Das war aber kein Problem.

So wie ich jetzt vor Bernd hockte, konnte ich ihm bequem den Schwanz blasen und dabei in die Augen schauen. Das ist unbedingt erforderlich! Beim Blasen musst du deinem Partner in die Augen schauen. Bernd wiederum hatte meinen gesamten Körper gut in seinem Sichtfeld. Er konnte alles von den High Heels bis zu meinen hellblonden Haaren während des Blasens gut beobachten. Da ich meinen Rock hochgezogen hatte, sah er auch meinen Knackarsch richtig gut. Später zog ich dann noch meinen Pulli aus, damit er an meine Titten kam.

In dieser Stellung konnte mich Bernd auch gut in meinem Nacken packen und den Blow Job mitsteuern. Ich gab ihm damit die Möglichkeit durch zartes Streicheln oder hartes Zupacken, den Rhythmus beim Blasen zu kontrollieren.

Natürlich hatten wir hier nicht unendlich viel Zeit. Darum musste es reichen, wenn er die Hosen runterlassen würde. Wichtig war für mich, dass ich mit meinem Mund an seinen Schwanz und meinen Händen unter sein Hemd an seine Brust kam. Ein Blow Job ohne dabei die Brustwarzen des Mannes mit den Fingern zu bearbeiten ist nur eine halbe Sache. Darum ist es eigentlich auch besser, wenn er das Hemd auszieht. Aber auch in dieser Hinsicht mussten wir auf der Toilette Kompromisse machen. Immerhin trug er kein Unterhemd und ich kam mit meinen Fingern gut an seine Brustwarzen. Wenn du die beim Blasen richtig durchknetest, dann spritzt der Mann viel genussvoller ab.

Jetzt galt es aber, die Frage zu klären, ob Bernd seine Hose ausziehen sollte.

Hanni: »Das ist eigentlich nicht nötig. Das geht schon, wenn du sie bis zu deinen Knien runterlässt. Ich will mich aber nicht durch deine neuen Boxershorts durchbeißen müssen. Also runter damit.«

Mit einem festen Zug riss ich ihm seine Boxershorts runter bis unter seine Knie. Über seinen Schwanz gibt es wenig zu berichten. Anders als ich war er im Intimbereich nicht rasiert. Das machte mir aber nichts aus. Ich finde es bei Männern sogar oft unpassend, wenn sie sich rund um ihren Sack rasieren. Das kann leicht irgendwie schwul wirken.

Was bei üppiger Sackbeharrung stören kann, ist, dass man beim Blasen öfters mal ein Haar mit in den Mund bekommen kann. Das gefällt mir natürlich nicht.

Bernds Glied hing seitlich schlaff herunter. Jetzt hatte ich aber nicht unbedingt Lust, mir das Teil sofort in den Mund zu schieben und ordentlich durchzusaugen. Selbst wenn Bernd am Morgen geduscht haben sollte, wovon ich eigentlich ausging, dann war jetzt in jedem Fall eine gründliche Vorwäsche angezeigt. Ich nahm seinen Schwanz aber schon mal zwischen die Finger meiner rechten Hand und schob seine Vorhaut zügig vor und zurück. Wahrscheinlich hätte meine Handarbeit sogar schon ausgereicht. Nach kürzester Zeit war sein Glied fest und hart. Ich schaute mich aus der Hocke nach einer passenden Gelegenheit für eine Intimwäsche um. Ich wurde schnell fündig. Dieses Klo war auch ein großzügiger Waschraum mit einem eleganten Waschbecken. Es gab nicht nur warmes Wasser und einen Seifenspender, sondern auch richtige Handtücher. Ich stand auf, behielt seinen Schwanz aber zwischen meinen Fingern und wichste weiter. Bernd bewegte sich in seinen heruntergelassenen Hosen nur sehr mühsam und ungelenk vorwärts. Wir mussten leider doch noch mal »umziehen«. Das war ein wenig ärgerlich, aber ich hatte das anfangs nicht bedacht. Jetzt galt es, das Beste daraus zu machen.

Gemeinsam bewegten wir uns den knappen Meter zum Waschbecken herüber. Damit das alles nicht zu abturnend wurde, unterhielt ich Bernd ein wenig.

Hanni: »So mein Hengst, gleich werde ich es dir richtig besorgen. Vorher machen wir aber noch eine kleine Wagenwäsche, bevor du ihn mir dann ganz tief in meinen Mund steckst und ich ihn richtig hart durchziehe. Willst du das?«

Das alles gehört mit dazu. Beim Blasen ficken die Augen und Ohren des Mannes mit und du als Frau musst neben deiner Zunge und deinen Lippen auch deine Hände und deine Stimmbänder mit einbringen. Beim Blow Job ist von dir voller Einsatz gefragt. Da darf nichts fehlen!

Die Frage, ob es ihm gefiele, hätte ich mir sparen oder zumindest selbst beantworten können. Bernds Gefühlslage konnte ich sehr gut zwischen meinen Fingern spüren. Das alles war ganz nach seinem Geschmack. Wahrscheinlich war das sogar viel mehr, als er es sich zu träumen gewagt hatte. Bernd hatte sich bestimmt bei mir etwas ausgerechnet, dass er aber seine erste Ladung Sperma auf dem Hinflug über den Wolken bei mir abspritzen würde, hatte er garantiert nicht erwartet.

Und damit komme ich bereits zu einem weiteren Tipp für einen gelungenen Blow Job. Zum Blasen gehört auch immer guter Dirty Talk. Du musst mit den richtigen Worten die Wirkung noch verstärken. Das geht natürlich nicht, während du seinen Schwanz im Mund hast. Während des Dirty Talk kommen dann deine Hände ins Spiel.

Ein wortloser Blow Job ist für die meisten Männer nicht halb so gut, wie einer mit richtig geilem Dirty Talk. Das alles werde ich dir in den folgenden Kapiteln ebenfalls Schritt für Schritt beschreiben. Jetzt ging es aber darum, wieder in die richtige Stellung zu kommen, denn noch befanden wir beide uns beim »Umziehen«.

Zur richtigen Stellung möchte ich noch das Folgende ergänzen. Die optimale Position für einen Blow Job ist es, wenn der Mann bequem auf einem Bett liegt. Du solltest ihm ein Kopfkissen geben, damit er mit angehobenem Kopf seinen Schwanz in deinem Mund gut beobachten kann. Gerade das Gleiten des Schwanzes in und aus dem

Mund und die passende Kopfbewegung dazu machen richtig geil.

Ich finde es am besten, wenn der Mann vollständig entkleidet ist. Ich selbst bin beim Blasen aber nicht völlig nackt. In jedem Fall trage ich High Heels und oft auch einen Slip und einen hübschen BH. Den BH ziehe ich so herunter, dass meine Titten freiliegen. Ich behalte ihn aber an.

Meinen Slip ziehe ich bei angewinkelten Beinen so zur Seite, dass der Mann mir bequem in die Muschi fassen kann.

Wenn der Mann liegt, dann setze ich mich rechts neben ihn aufs Bett. Ich setze mich so, dass er alles von mir gut überblicken kann. Ich achte besonders darauf, dass meine High Heels gut zu sehen sind.

Das Wichtigste ist, dass ich so sitze, dass wir während des Blasens immer Sichtkontakt haben. Ich schaue meinem Partner beim Blasen immer fest in die Augen. Besonders wenn er abspritzt, beobachte ich ihn genau.

# Das Spiel mit den Elementen

Wir hatten zwischenzeitlich die richtige Stellung gefunden. Ich hatte alles, was ich zum Waschen benötigte, in Reichweite.

Wie gesagt, ist es am schönsten, wenn der Mann während des Blow Jobs bequem liegt. Das war hier aber nicht machbar. Es ist aber auch wunderbar möglich, dem Mann einen guten Blow Job zu bieten, wenn er dabei steht und du vor ihm hockst.

Bernd drehte dann den Wasserhahn auf und griff sich eines der Handtücher. Ich nahm ihm das Handtuch ab und schüttelte langsam ein klein wenig meinen Kopf.

Hanni: »Lass mich das mal machen. Das gehört alles zum Service dazu. Schau mir zu, wie ich dir deinen geilen Schwanz putze und entspanne dich dabei. Schau mir zu und freue dich darauf, wie ich ihn gleich in meinen knallroten Mund nehmen werde. Ich werde dich glücklich machen.«

So wie es aussah und roch, hatte sich Bernd vor Kurzem gründlich geduscht. Er schien ein gepflegter Typ Mann zu sein, der auf Körperhygiene achtete. Das erleichterte mir meinen Job natürlich gewaltig. Ungepflegte und schmutzige Typen kommen bei mir schlecht an. Einen schmutzigen Schwanz lasse ich mir nirgendwo reinstecken.

Das alles war aber bei Bernd kein Problem. Von der hygienischen Seite schien es zu stimmen. Trotzdem nahm ich jetzt eine gründliche Reinigung vor, die für ihn bereits zum erotischen Vorspiel gehören sollte. Dazu musst du wissen, dass ich einen Schwanz so geil waschen kann, dass es bereits dabei passieren kann, dass du abspritzt. Natürlich sorge ich aber dafür, dass gerade das beim Waschen nicht passiert. Schließlich wird das Sperma noch gebraucht!

Übrigens kann ein Blow Job auch eine Angelegenheit von nur sehr wenigen Minuten sein. Das sollte aber jetzt hier auf dem Klo über den Wolken etwas ganz anderes werden. Wir hatten genug Zeit und diese Zeit wollte ich mir auch nehmen, um Bernd etwas ganz Besonderes zu bieten. Schließlich waren wir nicht auf der Flucht und hatten bestimmt noch über 100 Minuten Flugzeit über den Wolken. Ich rechnete mit zehn bis fünfzehn Minuten für den Blow Job. Das sollte mehr als ausreichend sein und trotzdem noch nicht »verdächtig« lange.

So ging ich dann sehr gefühlvoll und entspannt bei Bernd ans Werk. Ich drehte den Wasserhahn auf und wartete, bis das Wasser warm, fast heiß herausströmte. Jetzt war das Wasser so heiß, dass ich wirklich aufpassen musste. Als Bernd das dampfende Wasser in das Becken fließen sah, spürte ich, wie ihm ein wenig mulmig wurde.

Hanni: »Ganz locker bleiben. Ich werde dein bestes Stück nicht verbrühen. Dein Schwanz wird sich gleich fühlen wie in einem römischen Dampfbad vor einer Orgie. Das wird geil.«

Ich nahm mir eines von den flauschigen weißen Handtüchern und machte es mit dem heißen Wasser nass. Dabei musste ich aufpassen, dass mir das Wasser nicht über die Finger lief. Das Wasser hatte bestimmt seine 50 Grad. (Ganz genau kann ich das aber nicht sagen, schließlich hatte ich kein Thermometer dabei.)

Eine erotische Intimwäsche ist überhaupt nur mit frischen flauschigen Handtüchern möglich. Darum war es auch ein Glücksfall, dass auf dieser Toilette nicht die üblichen Papiertücher in einem Spender bereitstanden, sondern diese wunderbaren Handtücher.

Das viele heiße Wasser hatte zwischenzeitlich eine kleine Dampfwolke über dem Becken entstehen lassen und den großen Spiegel beschlagen. Ich wischte den Dampf weg, damit Bernd mich auch durch den Spiegel im Blick hatte.

Die eine Hälfte des Handtuchs hatte sich zwischenzeitlich mit dem heißen Wasser vollgesogen. Ich hielt es aber an der trockenen Seite und ließ jetzt das überschüssige Wasser heraustropfen. Dann nahm ich es und hockte mich wieder vor Bernd, sodass ich meinen Mund ungefähr auf der Höhe seines Schwanzes hatte. Er schaute mir dabei genau zu. Das sollte auch die Position für den Blow Job werden. Ich hockte mich so hin, dass er mich von den Heels bis an die Haare gut sehen konnte. Dazu hatte er eine zweite »Kameraeinstellung« durch den Spiegel. Was auch immer ihn an meinem geilen Körper interessierte, konnte er gut sehen.

Um seine Geilheit noch zu verstärken, fing ich an mit meiner Zunge über meine Lippen zu gleiten und meinen Mund dabei halb zu öffnen. Dabei streckte ich meine Zunge heraus und züngelte dicht vor seinem Schwanz. Ich ließ nur wenige Millimeter Platz zwischen meiner rasch bewegenden Zunge und seiner Schwanzspitze. Wenn Bernd mich jetzt schon im Nacken gepackt hätte, dann hätte er mich sanft gegen seinen Schwanz pressen können. Soweit waren wir aber noch nicht. Wie bei einer Schlange tanzte meine Zunge dicht vor seinem Schwanz, während ich ihn gründlich wusch.

Langsam wusch ich ihm dann mit dem feuchten heißen Handtuch seinen Schwanz. Zuerst war seine Schwanzspitze dran. Ich zog dazu die Vorhaut zurück und tupfte alles gründlich ab. Ich war in diesem Bereich besonders sorgfältig. Schließlich war das der Teil seines Schwanzes, den ich in wenigen Minuten im Mund haben würde. Ich ließ mir darum ausreichend Zeit für diese Zone.

Das Handtuch war ziemlich heiß und das Tupfen auf diesem sensiblen Bereich war bestimmt auch nicht schmerzfrei. Das war aber die Art von Schmerz, die einen Mann nur noch geiler macht. Ich bemerkte, wie Bernd seine Muskeln anspannte, und passte dann ganz besonders auf.

Während ich seinen Schwanz zärtlich mit dem Handtuch bearbeitete, bot ich ihm mit meiner Zunge, die über meine feuchten roten Lippen glitt, ein erotisches Schauspiel. Dabei schaute ich ihm mal streng, mal lächelnd in seine Augen. Immer wieder ließ ich meine Zungenspitze dicht vor seinem Schwanz tanzen.

Seine Augen und die Zuckungen in seinem Gesicht verrieten mir seine aufgewühlte Gefühlslage. Ich sah und spürte seine berstende Geilheit aber auch eine sanfte Note von Schmerz, die er ertrug, indem er seine Muskeln anspannte und den Mund zusammenpresste.

Da waren ein sanfter Schmerz und eine tiefe Erotik ganz dicht beieinander. Genau so sollte ein Vorspiel für einen Blow Job verlaufen. Der Moment, indem ich den Schwanz dann tief in meinen Mund nehmen werde, sollte wie eine Erlösung erscheinen.

Ich kümmerte mich dann auch noch um den gesamten restlichen Intimbereich und war dabei ebenfalls gründlich und rau zärtlich. Dabei bot ich ihm weiter einen variationsreichen »Schlangentanz«, ohne dabei mit meiner Zunge seinen Schwanz bereits zu berühren.

Wenn es die Örtlichkeiten und die Zeit zulassen, dann ist es vor einem Blow Job selbstverständlich noch viel besser, wenn sich der Mann vorher richtig duscht. Dabei helfe ich dann auch gerne, ohne selbst zu duschen. Schließlich möchte ich, dass beim Blasen meine Frisur sitzt. Außerdem soll mein Make-up nicht verschmieren. Vor jedem Blow Job lege ich kräftigen roten Lippenstift auf.

Gerade beim Duschen ist es wichtig, dass der gesamte Intimbereich zum Abschluss richtig gut mit klarem Wasser gespült wird. Es ist nämlich ziemlich unangenehm, beim Blasen einen seifigen Geschmack im Mund zu spüren.

Überhaupt ist es eine gute Methode gegen den »schlechten« Geschmack beim Blasen, vorher einige scharfe Pfefferminzdragees zu lutschen. Ich habe auch schon Männer gehabt, die es geil fanden, wenn ich ein Kaugummi kaute, während ich ihnen einen blies. Da spricht auch nichts dagegen. Gerade beim Dirty Talk kommt ein breit gekautes Kaugummi im Mund richtig gut und vulgär rüber.

Mein Tipp ist aber, ein ganz frisches Kaugummi zu nehmen und es nach dem Blasen wegzuschmeißen.

Damals auf der Toilette im Flieger hatte ich aber weder Pfefferminz noch Kaugummi zur Hand. Darum hatte ich noch auf meinem Sitz in der Kabine einen kräftigen Schluck vom Champagner genommen und ihn für einen langen Moment in der Mundhöhle behalten. Das war zwar nur eine Notlösung, half mir aber trotzdem.

# Die richtige Optik

Als alles schön sauber war, legte ich das Handtuch zur Seite. Ich war noch vollständig bekleidet. Vor ihm hockend zog ich mir den Pullover über den Kopf und passte dabei besonders auf meine Halskette auf. Ich habe dir schon geschildert, dass es sehr wichtig ist, den Mann auch optisch zu stimulieren. Darum korrigierte ich meine Position noch einmal so, dass Bernd wirklich alles überblicken konnte.

Ohne meinen Pullover gab es jetzt für Bernd einiges von oben zu sehen, was ihm gefallen und ihn noch geiler machen musste. Ich zog aber den Pullover nicht nur aus, um ihm einen Blick auf meine Brust zu ermöglichen. Ich wollte außerdem verhindern, dass dieser wunderbare Pullover schmutzig werden könnte. Ich hätte es wohl kaum ertragen, wenn der Pullover beim Abspritzen etwas abbekommen hätte.

Spermaflecken wollte ich nun wirklich nicht auf der weichen Kaschmirwolle haben. Den Pullover faltete ich rasch zusammen und legte ihn an einen sicheren Ort auf die Seite. Dann zog ich mir den Rock noch weiter nach oben, sodass Bernd meinen Arsch und den String Tanga sehen konnte. Das Flugzeug flog jetzt sehr ruhig und so hatte ich einen sicheren Stand in meinen High Heels.

Dann packte ich noch meine Titten aus, wobei ich den BH natürlich angezogen ließ.

Das sollte als visuelle Unterstützung ausreichen. Ich hatte mich perfekt in Szene gesetzt und hockte jetzt so vor ihm, dass er alles an mir gut überblicken konnte. Den Tanga behielt ich an, denn ficken lassen würde ich mich natürlich nicht. Bernd in meiner Möse fingern zu lassen, war natürlich bei dieser Position nicht möglich und auch nicht notwendig. Ich hätte eventuell noch selbst mit meiner linken Hand an meiner Möse spielen können, um ihm den optischen Reiz zu bieten. Ein bisschen rosa Fleisch, umgeben von tiefbrauner Haut, ist schließlich auch etwas ganz Besonderes.

Beim Blow Job ist es übrigens so, dass ich trotz der vielen Dinge, die ich zu bedenken hatte, auch noch meinen Spaß habe. Ein Blow Job dieser Art erregt mich sexuell zwar nicht, macht mir aber viel Spaß. Ich genieße es sehr einen Schwanz gekonnt zum Abspritzen zu bekommen. So war es auch jetzt. Bernd war in freudiger Erregung und spitz wie Nachbars Lumpi, während ich das alles genoss und mich sogar über Bernds Geilheit freute. Trotzdem gehe ich bei jedem Blow Job hoch konzentriert und professionell zur Sache.

Damit wir uns aber nicht falsch verstehen: Ich habe mich für Blasen noch nie bezahlen lassen. Ich war nie eine »Professionelle«.

# Blickkontakt

So hockte ich jetzt vor Bernd und wichste langsam seinen Schwanz. Beim Wichsen schaue ich meinem Partner ebenfalls immer in die Augen. Das gehört bei mir einfach dazu. Einen Blow Job ohne Handarbeit und Augenkontakt kannst du wirklich vergessen. In dieser Phase nahm ich Bernds Schwanz aber noch nicht in den Mund. Ich schaute ihm tief in die Augen und züngelte weiter mit meiner Zunge vor seinem Schwanz.

Bernds Blick war erwartungsvoll und flehend. Langsam kam ich mit meinem Mund näher an seinen Schwanz heran und ließ erste flüchtige Berührungen zu, ohne zu lecken. Bernd schloss die Augen und atmete tief durch. Dann griff er mich vorsichtig am Hinterkopf und drückte mich zärtlich ein kleines Stück gegen seinen Schwanz. Er streichelte mein Haar und öffnete die Augen wieder.

Das tat er dann auch während des gesamten Blow Jobs. Er fasste mich mit seiner rechten Hand zart am Hinterkopf und streichelte mir sanft das Haar. Erst beim Abspritzen griff er dann auch mal kräftiger zu.

Zur Belohnung fing ich jetzt an, mit meiner Zunge an seiner Eichel zu lecken. Jetzt schaute er mich an und ich schloss für einen Moment die Augen, um Leidenschaft und Hingabe auszudrücken. Ich öffnete meine Augen dann wieder und schaute Bernd an. Diesen Blickkontakt hielt ich während des gesamten Blow Jobs. Nur ab und zu schloss ich die Augen. Während wir uns anschauten, leckte ich seine Eichel intensiver. Ich hatte seinen Schwanz aber noch nicht im Mund. Ich nahm jetzt meine rechte Hand und packte mir seinen Schwanz am unteren Ende. Mit der linken Hand umfasste ich gleichzeitig seinen Sack.

Ich konnte Bernd genau dabei beobachten, wie er mit seinen Augen meinen Körper abtastete.

# Schlangentanz

Mit beiden Händen bearbeitete ich jetzt seinen Schwanz und seinen Sack, während ich mit gespitzten Lippen meine Zunge dicht vor seinem Penis tanzen ließ und dabei immer wieder Berührungen zuließ.

Dann setzte ich meine Zungenspitze auf seine Eichel und bewegte sie in einer zarten Vibration hin und her. Dabei variierte ich sowohl das Tempo als auch den Druck. Mal glitt meine Zungenspitze langsam über seine Eichel, mal erhöhte ich das Tempo deutlich. Manchmal berührte ich seine Eichel mit meiner Zunge nur sehr zart, manchmal presste ich sie stark gegen die Spitze seiner Eichel.

Dabei bewegte ich meinen Kopf sachte nach links und rechts um seinen Schwanz herum. Gerade wenn ich seine Eichelspitze fest bearbeitete, schien Bernd beinahe zu zerplatzen. Er presste die Augen zusammen und spannte seine gesamte Körpermuskulatur an.

Hanni: »Na mein Süßer gefällt dir das?«

Bernd: »Ja. Das ist wahnsinnig. So was habe ich noch nie erlebt.«

So was ist schließlich auch keine Selbstverständlichkeit. Vor ein paar Jahren hieß blasen für mich noch, einfach mal einen Schwanz in den Mund schieben. Die Zeiten sind längst vorbei. Jetzt arbeite ich mit viel Gefühl und Technik. Der Schlangentanz ist dabei eine meiner Spezialitäten. Wenn genug Zeit da ist, dann kann sich mein Schlangentanz auch mal über eine ganze Weile hinziehen. Ich passe dann aber immer auf, dass mein Partner nicht schon dabei abspritzt. Wobei mir das auch schon einige Male passiert ist und ich anschließend keine Beschwerden gehört habe.

Das alles sollte aber bei Bernd nicht passieren. Er sollte in den Genuss des vollen Programms kommen.

# Mehr als Händchen halten

Meine Zunge tanzte einige Minuten um Bernds Eichel herum. Wieder bestand die Gefahr, dass er abspritzen würde. Ich nahm also besser meinen Schlangentanz etwas zurück und brachte jetzt meine Hände komplett ins Spiel. Vorher gab ich ihm aber noch ein zartes Küsschen auf seine Penisspitze. Natürlich spielen die Lippen und die Zunge bei einem Blow Job die Hauptrollen. Die Hände sind aber ebenfalls besonders wichtig und dürfen beim Blasen unter keinen Umständen vergessen werden.

Bei mir gibt es eine klare Rollenteilung. Die rechte Hand habe ich praktisch während des gesamten Blow Jobs am unteren Teil des Schwanzes. Sie unterstützt Zunge und Lippe im Rhythmus. Meine linke Hand unternimmt während des Blow Jobs Abenteuerreisen über den Körper des Glücklichen.

Während Bernds Penis darauf wartete von meinem Mund sanft in Empfang genommen zu werden, unternahm meine linke Hand eine erste Enddeckungsreise.

Vorsichtig umschloss ich seinen Sack und die Hoden. Dabei guckte ich gleich mal, wie weit ich damit gehen konnte und musste. Ich hielt seinen Sack und knetete ihn sanft durch. Dann nahm ich ihn etwas härter ran. Aus Bernds Augen las ich eine Mischung aus Geilheit und leichtem Schmerz. Ich schaute ihm aggressiv tief in die Augen und zeigte ihm meine Zähne. Dabei kniff ich ihm mit meinen spitzen Fingernägeln ein wenig in seinen faltigen Sack. Bernd musste seine Zähne zusammenbeißen und spannte seine Muskulatur an. Er griff mich etwas kräftiger am Haar, ohne jedoch zu drücken oder zu ziehen. Ich wichste mit meiner rechten Hand rhythmisch weiter und verstärkte meinen Griff.

Nach dem ich mich ein paar Mal in seinen Sack gekrallt hatte, ließ ich ab und streichelte ihn zärtlich. Ich lächelte ihn jetzt an und zwinkerte kurz mit meinem rechten Auge. Auch Bernd entspannte sich wieder.

Den Griff meiner rechten Hand um seinen Schwanz lockerte ich ein wenig. Ich wichste aber gleichmäßig weiter. Mit meiner linken Hand ging ich jetzt auf eine Rundreise. Mit aufgestellten Fingern ging ich seinen Damm und dann den Analbereich langsam und sehr vorsichtig ab. In seinen Augen konnte ich dabei gut lesen, was ihm weniger und was ihm mehr gefiel.

Die nächste Station auf meiner Enddeckungsreise waren Bernds Brustwarzen. Langsam arbeitete sich meine linke Hand unter seinem Hemd nach oben vor. Dabei streichelte ich seine weiche Bauchdecke und seine spärlich beharrte Brust.

Als ich seine linke Brustwarze erreicht hatte und anfing sie zu drücken und an ihr zu knibbeln, merkte ich sofort, dass ich einen Volltreffer gelandet hatte. Wie bei vielen anderen Männern auch, konnte ich Bernd hier besonders geil machen.

Ich erkannte seine explodierende Geilheit sofort in seinen Augen. Auch sein Schwanz, der bereits steif war, legte noch einmal nach. Hier war ich richtig.

So wie ich jetzt vor Bernd hockte, seine linke Brustwarze massierte und ihn mit meiner rechten Hand wichste, hätte ich mir das Blasen wirklich sparen können. Ein wenig Dirty Talk hätte ausgereicht und er hätte seine Ladung genussvoll abgespritzt.

Mir war klar, dass ich jetzt mit dem Blasen nicht mehr lange warten konnte. Bernd war schon viel zu geil und ich war außerdem mit meiner kleinen Enddeckungsreise am Ende angekommen.

Jetzt nahm ich mir noch einmal seinen Schwanz vor. Vorsichtig und sehr zärtlich streichelte ich sein Bändchen, das die Vorhaut des Penis mit der Unterseite der Eichel verbindet. Weil dieser Bereich besonders sensibel ist, ging ich hier besonders einfühlsam vor.

Meine rechte Hand blieb die ganze Zeit über am Schaft von Bernds Penis. Dort nahm ich sie auch erst wieder weg, nachdem er später abgespritzt hatte. Selbst in der Phase des Deep Throat, die noch bevorstand, behielt ich die rechte Hand am Schwanz. Mit meiner rechten Hand steuerte ich die Tiefe, bis zu der ich seinen Schwanz in meinen Mund eintauchen ließ. Außerdem begleitete und unterstützte sie die Bewegungen meiner Lippen beim Saugen an seinem Schwanz.

Ganz nebenbei war die Unterstützung mit meiner rechten Hand auch sehr willkommen, wenn ich mal beim Blasen eine kleine Pause brauchte. Dann konnte ich den Schwanz aus dem Mund nehmen und nur noch mit der Zunge über der Eichel kreisen, während der Rest von meiner rechten Hand erledigt wurde.

# Ganz nass

Was für das Ficken gilt, gilt auch für den Schwanz im Mund. Alles muss flutschen! Ein guter Blow Job muss eine feuchte Angelegenheit sein. Von Beginn an achte ich daher besonders auf meinen Speichelfluss. So tat ich es auch bei Bernd. Bevor ich meine angesammelte Spucke runterschluckte, spuckte ich sie bereits vor dem eigentlichen Blasen auf seinen Schwanz und in meine Hände. Das zeigte jetzt seine Wirkung. Alles war gut durchfeuchtet und jetzt konnte es losgehen. Meine linke Hand befand sich ebenfalls wieder an der richtigen Position an Bernds Brustwarze.

Ich schaute Bernd in die Augen, massierte seine linke Brustwarze etwas härter und griff mit der rechten Hand am Penis fest zu.

Hanni: »So mein Süßer, jetzt werde ich dir deinen Schwanz so richtig in meinem Mund durchkneten.«

Das waren vorerst meine letzten Worte. Wenige Sekunden später hatte ich dann seinen Schwanz im Mund. Das heißt aber nicht, dass es dann leiser wurde. Ich kann natürlich beim Blasen nicht reden, das kompensiere ich aber durch lautes Schmatzen und intensives Stöhnen.

Ein Schwanz in meinem Mund lässt mich noch längst nicht verstummen!

Zuerst nahm ich seine Eichel in den Mund und zwischen meine knallroten Lippen in einen festen Lippengriff. Ich bewegte meinen Kopf vor und zurück und ließ seinen Schwanz so immer wieder in meine Mundhöhle ein und wieder auftauchen. Dabei packte mich Bernd jetzt etwas fester am Hinterkopf und unterstützte die Bewegung meines Kopfes.

Meine Lippen hatten Bernds Schwanz jetzt fest im Griff und mit der Zunge fing ich an zu lecken und seine Eichel zu massieren. Ich ließ den Schwanz immer tiefer in meine Mundhöhle und intensivierte dabei mein Stöhnen und Schmatzen. Es zahlte sich jetzt aus, dass es in meinem Mund sehr nass und feucht war.

Im Wechsel bot ich ihm ein sanftes Spiel mit meiner Zunge rund um seine Eichel und einen festen Lippengriff. Ich ließ sogar einige tiefere Vorstöße zu. Dabei achtete ich aber sehr genau darauf, dass diese Tauchpartien bei mir keinen Würgereiz verursachten. Insbesondere kontrollierte ich dazu meine Atmung. Ich atmete sehr kontrolliert, flach und ausschließlich durch die Nase. Zwischendurch nahm ich den Schwanz kurz aus dem Mund, um einige Züge Luft tief durch den Mund ein und auszuatmen. So kam ich nicht aus der Puste und vermied einen Würgereiz.

Mein Saugen, Lecken und Streicheln wurde immer intensiver. Mit meiner Zunge und meinen Lippen gab ich mein Bestes. Dabei schloss ich immer wieder die Augen und stöhnte laut und fordernd. Bernd war jetzt völlig von Sinnen und dem Wahnsinn nahe. Diesen Zustand wollte ich jetzt noch steigern!

Ich spannte meine Lippen an und umschloss den Penis so fest, wie es nur ging. Dann kam ich mit meinem Kopf dicht an Bernd heran, wodurch sein Penis tief in meine Mundhöhle eindrang. Mit meiner Zunge drückte ich dann seine Eichel fest gegen meinen Gaumen und nahm gleichzeitig meinen Kopf wieder langsam zurück. Dadurch zog ich die Luft aus meiner Mundhöhle und es entstand ein Unterdruck. Dabei zogen sich meine Backen zusammen. Für Bernd war es, als würde ich ihm seinen Saft aus dem Penis ziehen.

# Spritz ab!

Jetzt konnte er sich kaum noch bremsen. Ich bemerkte das sofort und nahm seinen Penis aus dem Mund, um ihn dann dicht vor meinem Mund mit der Hand zu bearbeiten. Jetzt war hier nichts mehr zu stoppen. Bernd stieß einige lustvolle und brachiale Laute hervor.

Hanni: »Komm zeigst mir. Komm spritz ab! Spritz es mir rein! Los spritz ab!«

Es war nicht notwendig noch mehr zu sagen. Ich spürte, wie die erste Ladung Sperma durch seinen Schwanz schoss und nur Bruchteile von Sekunden später spritzte es aus ihm heraus. Ich nahm meinen Kopf zur Seite, sonst hätte ich die Ladung mitten in mein Gesicht bekommen. So hatte ich jetzt nur meine Hand voll mit dem Sperma. Der Rest landete schräg neben mir auf dem Boden.

Das war aber nur der erste Strahl. Mit dem zweiten Schub kam erst die wirklich volle Ladung. Dieses Mal war auch noch mehr Druck dahinter. In einem Bogen schoss alles aus seinem Schwanz. Ich hatte mich dabei leicht verschätzt und etwas von dem Sperma auf meine linke Backe bekommen.

Der Rest war dann kein Problem mehr. Ich wichste noch ein wenig weiter und hatte am Ende auch das restliche Zeug in meiner Faust.

Ich behielt seinen Schwanz noch eine kurze Weile in meiner Faust, wichste aber nur noch langsam und hatte ihn auch nicht mehr so fest gepackt.

Noch in der Hocke nahm ich mir dann ein neues Handtuch und wischte mir das Sperma von den Händen. Dann stand ich auf und betrachtete mich im Spiegel. Ich hatte etwas von dem Saft abbekommen. Zum Glück hatte ich aber nichts ins Haar bekommen, sondern nur auf meine

Backe. Über den Spiegel schaute ich Bernd in die Augen und lächelte.

Das muss wirklich geil ausgesehen haben, wie ich da halb nackt mit dem Sperma im Gesicht stand. Bernd lächelte ebenfalls. Ich wusch mich dann gründlich und half sogar Bernd noch ein wenig. Schließlich war er wieder angezogen und hatte sich sogar noch gründlich die Hände gewaschen. Ich schickte ihn dann raus.

Hanni: »Ich brauch noch einen kleinen Moment. Außerdem ist es klüger, wenn wir das Klo nicht gemeinsam verlassen. Es muss ja nicht unbedingt so offensichtlich sein.«

Bernd ging glücklich und über beide Backen strahlend. Ich verschloss hinter ihm die Tür und schaute noch mal in den Spiegel. Dann zog ich mich wieder an und rückte meinen Rock zurecht. Anschließend machte ich mir noch kurz die Haare und zog mit meinem Lippenstift die Lippen nach. Noch ein letzter Blick in den Spiegel. Ich gefiel mir und ging dann in der Kabine zurück zu meinem Sitzplatz, wo Bernd bereits wartete.

Für diese Reise hatte ich mich betont elegant und brav gekleidet. Der Rock war nicht zu kurz und ich war auch nur sehr dezent geschminkt. Die Perlenkette und mein neuer Pullover unterstrichen diesen Stil sogar noch.

Wie ich jetzt aber so zwischen den Sitzen zu meinem Platz ging, hatte ich das Gefühl, von allen Männern gierig und geil angeglotzt zu werden. Ich konnte es in ihren Augen deutlich lesen: »Bitte nimm mich als Nächsten.«

Dabei war mir das nicht unangenehm. Ich ging sogar betont langsam und schmunzelte dabei. Ich wich noch nicht einmal vereinzelten Augenkontakten aus und lächelte verführerisch zurück. Bernd grinste mich schon von Weitem schelmisch an. Er schien das alles noch mehr zu genießen als ich. Er wusste, dass so ziemlich jeder in der ersten Klasse dieses Flugzeuges ihn beneidete und das kostete er voll aus.

# Gin mit Wasser

Wir machten es uns dann noch mal richtig bequem und genossen den ruhigen Flug in dickem Leder. Bernd brachte seinen Sessel in eine angenehme Liegeposition und schloss die Augen.

Bernd: »Hanni du bist eine Göttin.«

Ganz leise hauchte ich: »Beim nächsten Mal beiße ich dich ein wenig.«

Dabei fauchte ich leise und zeigte ihm meine Zähne, wie eine Tigerin. Ich lächelte und ließ die letzte halbe Stunde noch einmal revuepassieren. Es war schon so, dass ich auch meinen Spaß bei der Sache hatte. Irgendwie ist Sex an ungewöhnlichen Orten genau mein Ding. Ich verfüge auch in dieser Hinsicht bereits über einiges an Erfahrung.

Ich habe es schon öfters auf dem Klo eines Flugzeuges getrieben. Dabei ist es auch nicht immer bei einem Blow Job geblieben. Im vorletzten Jahr habe ich mich auf einem Klo richtig durchficken lassen. Dabei wurde es ziemlich laut. Erwischt wurden wir trotzdem nicht. Einen Orgasmus hatte ich aber leider auch nicht.

Bequemer als das Ficken im Flieger ist Sex im Zug. Insbesondere die ICEs bieten hierzu passende Möglichkeiten. Wenn du also selbst Lust bekommen haben solltest, dir aber die Erfahrungen fehlen, dann probiere es erst mal im ICE aus. Nimm am besten einen, der nicht gerade gerammelt voll ist. Das Risiko dort erwischt oder auch nur gestört zu werden ist wirklich minimal.

Es gibt noch einiges, was ich hier über einen guten Blow Job schreiben könnte. Vieles kam auf dem Klo bei Bernd gar nicht zum Einsatz. Er spritzte viel zu früh ab und die Räumlichkeiten gestatteten es mir auch nicht, alle möglichen Techniken einzusetzen. Außerdem gab die Atmosphäre auf dem Klo nicht allzu viel her. Da gibt es wirklich geeignetere Lokalitäten.

Beim Blasen kümmern sich meine Hände eigentlich noch viel mehr um den Körper meines Partners, als es eben auf der Toilette möglich war. Ich liebe es, den gesamten Körper mit meinen Fingern abzugehen und insbesondere die Oberschenkel und die Brust intensiv zu streicheln. Ich lecke auch gerne mehr als nur den Penis!

Schön ist es auch, dem Mann einen Finger in den Mund zu stecken, damit er auch etwas zu lutschen hat.

Beim Blasen zeige ich meinem Partner auch gerne mal die Zähne und lass ihn meinen Biss sanft spüren. Gerade wenn ich den Biss etwas mehr als nur andeute, dann spüre ich bei meinem Partner eine ganz besondere Form von Erregung, Anspannung und Lust. Du siehst, dass man aus einem Blow Job wirklich ein unbeschreibliches Abenteuer machen kann. Probiere es selbst einmal aus!

Bernd lag mit geschlossenen Augen neben mir und hatte ein zufriedenes Lächeln im Gesicht. Ich hatte von dem Blow Job noch einen etwas unangenehmen Geschmack im Mund. Darum bestellte ich mir einen Gin und ein Glas Wasser. Daraus mischte ich mir dann mein »Mundwasser« und spülte mir mehrmals damit die gesamte Mundhöhle. Ich verwende dabei immer eine Mischung aus Gin und Wasser zu gleichen Teilen. Nach dem Spülen spuckte ich die Mischung in ein leeres Glas und wiederholte diesen Vorgang mit einer frischen Mischung.

Damit war der schlechte Geschmack verschwunden. Der Gin wirkt aber nicht nur gegen den schlechten Geschmack, sondern hat auch eine sanft desinfizierende Wirkung. Da ich ohne Gummi geblasen hatte, passte das gut.

Ich hatte Bernd nicht in meinem Mund abspritzen lassen und auch nichts von seinem Sperma auf die Lippen bekommen. Trotzdem tat mir die Reinigung jetzt gut.

Übrigens rate ich dringend davon ab, sich nach dem Blasen die Zähne zu putzen. Dabei besteht immer die Gefahr, dass es im Zahnfleisch zu kleinen Blutungen kommt. Da ein Blow Job ohne Gummi nicht völlig risikolos ist, sollte man derartige Blutungen unbedingt verhindern.

Ich weiß natürlich auch, dass es Männer lieben, wenn sie ihrer Süßen in den Mund spritzen können. Noch mehr schätzen sie es, wenn du dann noch alles schluckst. Allein darüber könnte ich ein ganzes Kapitel schreiben. Bei Bernd war aber beides kein Thema. Sein Sperma würde ich weder in meinen Mund lassen, noch schlucken.

Damit ist das Thema Blow Job jetzt aber erst mal abgeschlossen.

Die verbleibende Zeit verging buchstäblich wie im Flug. Wir plauderten noch ein wenig und konnten einfach nicht aufhören, uns gegenseitig vielsagend anzugrinsen. Wir landeten dann sanft in Palma.

Noch beim Ausstieg erntete Bernd bewundernde Blicke und stillen Applaus der anderen Männer. Wir hatten auf diesem Flug etwas getan, wovon die meisten Menschen nur träumen aber wozu ihnen der Mut und die Gelegenheit fehlen.

Kaum aus dem Flugzeug, erlebte ich meine nächste

Überraschung mit Bernd. Er sprach ziemlich gut Spanisch und konnte sich sehr locker und flüssig mit allen unterhalten. Vom Flughafen aus fuhren wir mit einem Taxi ins Hotel.

Hanni Kröger

# Impressum

Eine Verwendung des Textes oder der Bilder, auch aus-
zugsweise, ist ohne schriftliche Zustimmung des Verlags
nicht gestattet. Dies gilt auch für Vervielfältigungen, Über-
setzungen und für die Verarbeitung mit elektronischen Sys-
temen.
Wenn Sie Auszüge aus diesem Buch verwenden möchten,
dann setzten Sie sich bitte mit uns schriftlich in Verbin-
dung.

Verlag
Euklido Life Sciences GmbH
13125 Berlin  Am Hohen Feld 98
info@euklido.de